緩和ケアの現場で実践する

非がん患者のこころのケア入門

松田能宣 編集

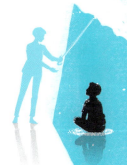

南江堂

編集

松田能宣　NHO近畿中央呼吸器センター心療内科

執筆 (執筆順)

畑　琴音　早稲田大学人間科学学術院

谷口敏淳　一般社団法人／株式会社 Psychoro

笹良剛史　豊見城中央病院全人的痛みセンター緩和ケア内科

山田宇以　聖路加国際病院心療内科

種本陽子　聖路加国際病院心療内科

松田能宣　NHO近畿中央呼吸器センター心療内科

平井　啓　大阪大学大学院人間科学研究科

庵地雄太　国立循環器病研究センター心不全・移植部門

大石醒悟　真星病院循環器科

大武陽一　たけお内科クリニック からだと心の診療所

堀木優志　市立伊丹病院消化器内科／医学研究所北野病院緩和ケア科

中谷恭子　兵庫県精神保健福祉センター

荻野美恵子　国際医療福祉大学医学部医学教育統括センター

鎌田依里　東京福祉大学大学院心理学研究科

松岡弘道　国立がん研究センター中央病院精神腫瘍科

増尾佐緒里　神戸赤十字病院心療内科

吉田幸平　洛和会音羽病院臨床心理室

水野泰行　関西医科大学心療内科学講座

蓮尾英明　関西医科大学心療内科学講座

厚坊浩史　がん研究会有明病院腫瘍精神科

井上真一郎　新見公立大学健康科学部看護学科

伊達泰彦　光愛病院精神科

はじめに

　日本における緩和ケアは、主にがん患者さんを対象として発展してきました。また、疼痛や呼吸困難といった身体症状の治療・ケアが重視される一方で、精神・心理症状への対応は十分に広がっているとは言いがたいのが現状です。このように「非がん患者さんの精神・心理症状の治療・ケア」については国内で十分に均てん化されているとはいえません。

　本書は、2023年に開催された第28回日本緩和医療学会のシンポジウム「致死性慢性疾患患者の心理過程、病気の受容や対処行動」をきっかけに企画が始まりました。がんと非がんでは病状経過や精神・心理症状で共通する部分がある一方で、非がん患者さんでは疾患ごとに特有の精神・心理症状があるのだなと感心したことを覚えています。ちょうどその折に南江堂の髙橋さんにお会いし、「こうした知見を臨床現場で役立ててもらうために書籍化してはどうか」という話になりました。

　本書の主な特徴は三つあります。

　第一に、読者の皆様が実臨床で実践可能な心理療法のエッセンスを紹介しています。私が心療内科の研修をしていた当時、指導医から「自分がやりたい心理療法をやるのではなく、目の前の患者さんに必要な心理療法のエッセンスを組み合わせて実践することが大事」と教えてもらいました。特定の心理療法についてしっかり研修することは多くの一般医療者にとって難しいことが多いと思います。本書には事例を含めた実践的な内容が数多く載っていますので、どんどん活用してください。

　第二に、各疾患特有の心理過程や対処法、さらにはACP（アドバンス・ケア・プランニング）についてわかりやすく解説しています。非がん患者さんの治療・ケアにあたるとき、該当する疾患を参照することで、その患者さんが病の軌跡のどの段階にいて、どのような心理的苦痛を抱えやすいのかを理解しやすい構成にしています。症状マネジメントに困ったときは、具体的な対応方法や処方例の記載が役立ちます。また、ACPを実践する際に疾患ごとに押さえておきたいポイントも簡潔にまとめています。さらに、事例を紹介することでより具体的なイメージをもちやすいように工夫しています。

　第三に、非がん患者さんのこころのケアを実践するうえで知っておきたい心身医学・精神医学・心理学のTipsやトピックをまとめています。医師や看護師がこれらの分野を学ぶ機会は限られているため、実臨床で役立つ知識を厳選し、エキスパートの方々に執筆いただきました。

　本書が、読者の皆様の日常臨床の一助となり、非がん患者さんのこころの安寧につながることを心より願っています。最後に、実践的かつわかりやすい内容を執筆いただいた執筆者の皆様、そして書籍化に尽力いただいた南江堂の髙橋さん、達紙さんに深く感謝申し上げます。

2025年3月

松田　能宣

Chapter 1
使える！心理療法のエッセンスと実践

01	認知行動療法	畑　琴音・谷口敏淳	2
02	マインドフルネスとコンパッション	笹良剛史	11
03	家族療法	山田宇以	21
04	解決志向アプローチ	種本陽子	28
05	動機づけ面接	松田能宣	38
06	問題解決療法	平井　啓	47

Chapter 2
非がん疾患の心理過程とその対応

01	心不全	庵地雄太・大石醒悟	56
02	慢性呼吸器疾患		
	A　COPD	松田能宣	70
	B　間質性肺疾患	松田能宣	86
03	慢性腎臓病（CKD）	大武陽一	94
04	アルコール性肝疾患	堀木優志・中谷恭子	109
05	神経難病		
	A　筋萎縮性側索硬化症（ALS）	荻野美恵子・鎌田依里	121
	B　パーキンソン病	荻野美恵子・鎌田依里	135

Contents

Chapter 3
非がん患者のこころのケア Tips & Topics

01	治療的自己	松岡弘道	148
02	共感と共鳴	松田能宣	151
03	防衛機制	松岡弘道	154
04	病態仮説の構築	松田能宣	158
05	ジョイニング	増尾佐緒里	162
06	リフレーミング	吉田幸平	166
07	メタファー	水野泰行	169
08	心理的ケアとしての身体診察	蓮尾英明	172
09	自律訓練法	厚坊浩史	175
10	漸進的筋弛緩法（PMR）	吉田幸平	179
11	共鳴呼吸法	蓮尾英明	182
12	不眠症の非薬物療法	井上真一郎	185
13	ナラティブアプローチ	伊達泰彦	188

索引 ………………………………………………………………… 191

Chapter1

使える！
心理療法のエッセンスと実践

認知行動療法

POINT

- ☑ 認知行動療法（CBT）は、患者が抱える問題に対して、認知および行動に関する諸理論に基づいて行うアプローチの総称です。
- ☑ 患者が抱える問題がどのように生じていて、なぜ維持されているのかについて、患者から得られる情報と理論に基づいて仮説を立てる、ケース・フォーミュレーションという作業を重要視します。
- ☑ 患者が抱える問題や困り事の解決に向けて、ケース・フォーミュレーションに基づき、エビデンスレベルを踏まえて介入技法を選択します。
- ☑ 臨床的態度として、治療者と患者が協力して問題を解決する協働的経験主義を大切にします。

認知行動療法のエッセンス

■ 認知行動療法（CBT）の歴史と全体像

- 認知行動療法（cognitive behavioral therapy：CBT）の歴史について図1に示します。
- CBTを行う治療者に必要な能力として、1）**基本的なCBTの能力**、2）**具体的な行動療法・認知療法の技法**、3）**特定の疾患の治療に応じたCBT**、が整理されています（図2）。
- 特定の疾患の治療に応じたCBTのなかに、非がん患者が抱えやすい慢性疼痛や不眠症に対するCBTも含まれます。

■ CBTを実施するプロセス

- CBTを実施するプロセスは、**導入**、**見立て**、**目標設定**、**介入**、**再発予防**の5つがあげられます（図3）。
- 面接のなかで話し合った新しい対処法などについて、実際に患者の生活に取り入

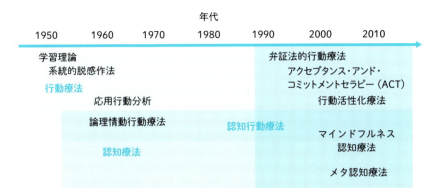

図1　認知行動療法の歴史

[文献1)より作成]

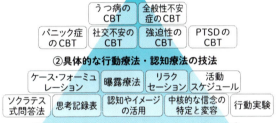

図2　認知行動療法を実施するうえで必要な能力の全体像

[文献2)より作成]

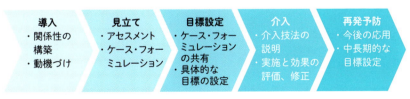

図3　認知行動療法を実施するプロセス

れる際の難しさを患者と共有し、より有効な解決法を一緒に探していきます。
- 介入による効果の評価として、**目標とする行動の頻度**や、**症状を評価する指標**［うつ病であればPatient Health Questionnaire-9（PHQ-9）など］など、定量的な方法を用います。

■ 認知行動モデルに基づくアセスメント

- CBTでは、**認知、気分・感情、身体、行動などの個人の内面に関する相互作用**についてアセスメントをしていきます（図4）。
- 「認知」はその人の考え方の特徴やその内容、「気分」は不安や落ち込みなどの気分・感情状態、「身体」は生理的な反応や感覚、「行動」は目に見える態度や振る舞いを指します。
- 個人の内面とその人を取り巻く状況や環境（場所や日時、出来事など）との相互作用も検討します。

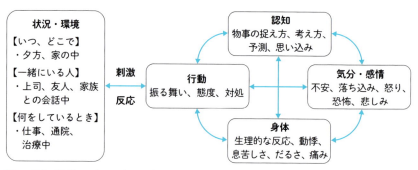

図4　認知行動モデルにおける相互作用

どう実践するか

■ 認知行動モデルに基づくアセスメント

- CBTにおける個人内、そして個人と環境との相互作用のアセスメントを、非がん患者に応用するとScene 1のようになります（図5）。

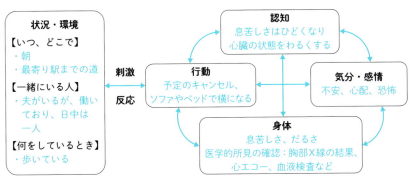

図5 50代女性、心不全患者の認知行動モデル

▶ Scene 1　症状増悪の不安から日常生活を制限してしまっている心不全患者

50代女性、5年前に拡張型心筋症と診断されています。半年前に心不全の急性増悪のため入院し、症状に改善がみられたため退院しました。身体の状態が安定し、月1回の診察頻度となっていますが、週1回外来での診察を希望し、息苦しさを訴えています。

患者：最寄りの駅まで少し歩いただけで息が苦しくなる気がします。心臓に負担がかかったらと心配になり、家に引き返してしまいます

医療者：（胸部X線の結果にも異常はないし、心エコーも大きく気になる所見はないな…。先週の診察でも同様の訴えをしていたな）
息苦しさについて詳しく教えてください。ゆっくり歩かないといけなかったり、途中で立ち止まったりしてしまうくらいの苦しさでしょうか？＜身体状況の確認＞

患者：そこまでではないです。少し息が荒い感じです＜身体状況＞

医療者：そうなんですね。家に引き返してからはどのように過ごされているのですか？
＜息苦しさを感じる状況における患者の行動の確認＞

患者：なるべく安静にできるように、ベッドかソファで横になるようにしています＜行動＞
予定も入れられないし、買い物も夫に任せています。また入院することになったら…と身体を動かすのが不安です

医療者：どのような不安でしょうか？＜気分・感情、認知の確認＞

患者：どんどん心臓がわるくなって、寝たきりも近いのかなとか…＜認知＞
そう思うと、ちょっと身体を動かしたり、歩いたりすることも怖くなります＜気分・感情＞

非がん患者に対して認知行動モデルに基づくアセスメントを行うとき、最初に行うべきことは「身体」のアセスメントです。
まずは「身体」の状況における医学的な治療の必要性や優先度を検討します。それが除外された場合に、次にこころのケアが検討されます。

ケース・フォーミュレーションに基づく介入

- ケース・フォーミュレーションは患者から得られる情報をもとに、問題や困り事がなぜ生じ、続いているのかを認知・行動理論に基づいて定式化する手続きです。
- ケース・フォーミュレーションは治療者が一方的に行うのではなく、患者と治療者の双方にとってしっくりくる仮説（アセスメント）について話し合い、協力してつくっていきます（＝協働的経験主義）。
- 厚生労働省のWebサイトで、抑うつや不安、社交不安症、強迫症など、疾患に応じたCBTのマニュアルをダウンロードすることができます（例：「うつ病の認知療法・認知行動療法治療者用マニュアル」https://www.mhlw.go.jp/bunya/shougaihoken/kokoro/dl/01.pdf）。
- ケース・フォーミュレーションに活かせる理論的枠組みは複数ありますが、有用なものの一つとして「機能分析」があります。
- 機能分析では、きっかけとなる先行事象（Antecendent）→行動や反応（Behavior）→結果（Consequence）の関係性から問題の悪循環を理解します（図6）。頭文字をとってABC分析とも呼ばれます。
- 機能分析を用いたケース・フォーミュレーションを、非がん患者に応用するとScene 2のようになります。

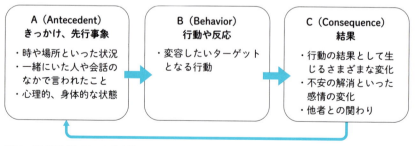

図6 機能分析（ABC分析）
［ポイント］
- Bから観察していく。
- AとCは数日前や数日後のことではなく直前・直後のこと（何秒、何分単位）。

Scene 2 病棟で怒りを表出する慢性腎臓病（CKD）患者

50代の糖尿病性腎症を背景としたCKD患者で、細菌性肺炎の治療で入院加療となりました。入院中、看護師に対して同室の人がうるさい、何とかしてほしいなどの怒りを表出していました。病棟としても患者への対応に困っている状況です。

> ＜病棟の看護師からの情報提供＞
> - 怒りの訴えが増えるのは、人工透析後、夕方以降。
> - 看護師が食事を運びにくるときに、訴えを看護師に伝える。
> - 透析自体は別のクリニックで実施している。
> - 独居で面会にくる人はいない。

図7にあげた仮説では、透析治療が一段落してやることが少なくなった夕方の時間に（A）、看護師に対して怒りやいらだちを表出することで（B）、自分の要求を通すことができ、看護師（他者）と会話ができる（C）という結果が得られている可能性があり、ABCの関係性により怒りの表出が続いていることが考えられます。患者自身に直接アプローチするのではなく、患者と最も接している相手（本事例の場合は看護師）に共有し、一緒に介入を考えていくことも有用です（コンサルテーション）。チーム医療においては、ケース・フォーミュレーションを病棟やチーム全体で共有することで、患者への関わり方の足並みが揃うことも大きなメリットといえます。

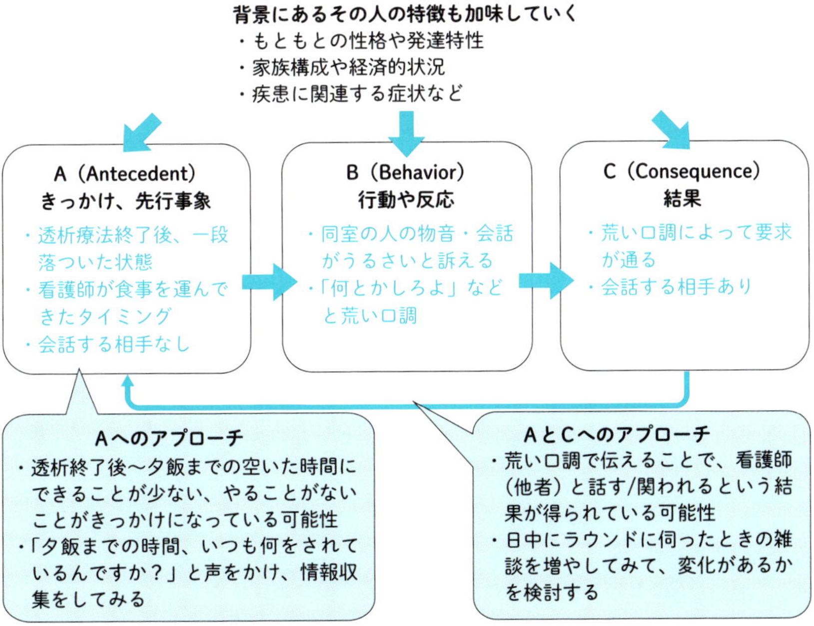

背景にあるその人の特徴も加味していく
・もともとの性格や発達特性
・家族構成や経済的状況
・疾患に関連する症状など

A（Antecedent）きっかけ、先行事象
・透析療法終了後、一段落ついた状態
・看護師が食事を運んできたタイミング
・会話する相手なし

B（Behavior）行動や反応
・同室の人の物音・会話がうるさいと訴える
・「何とかしろよ」などと荒い口調

C（Consequence）結果
・荒い口調によって要求が通る
・会話する相手あり

Aへのアプローチ
・透析終了後〜夕飯までの空いた時間にできることが少ない、やることがないことがきっかけになっている可能性
・「夕飯までの時間、いつも何をされているんですか？」と声をかけ、情報収集をしてみる

AとCへのアプローチ
・荒い口調で伝えることで、看護師（他者）と話す/関われるという結果が得られている可能性
・日中にラウンドに伺ったときの雑談を増やしてみて、変化があるかを検討する

図7 50代男性CKD患者の機能分析を用いたケース・フォーミュレーション

■ 治療者と患者が共有できる、目に見える具体的な目標を設定する

- CBTでは治療者と患者の双方で目標が達成されたかどうかを客観的に判断できる具体的な目標を設定します。

- 非がん患者が多く抱えるこころの困り事の例として、以下のような内容があげられます。

> - 病気がどのように進行・悪化していくかについての見通しがもてないこと
> - なぜ自分だけが病気と向き合っていかないといけないのかという孤独感
> - 非がん疾患を抱えたことで病気になる前の自分にはできていたことができなくなってしまったといった理想と現実とのギャップ

- こうした不安や心配をなくすことは難しく、患者の不安や心配が軽減したかどうかを客観的に判断することは容易ではありません。

- **不安や心配が改善した後の生活を具体的にイメージし**、そのような生活を過ごせていることが目に見えてわかるような目標を設定していきます。

- 非がん患者が抱える漠然とした困り事への対応を目に見える具体的な目標に落とし込んでいくプロセスはScene 3のようになります。

▶ Scene 3　呼吸困難を頻回に訴えるCOPD患者

60代、独居の男性。細菌性肺炎とCOPDで入院し、治療による症状の改善がみられたため、2ヵ月前に退院しました。退院後、吸入 β_2 刺激薬を使用しながら、療養をしています。外来にて、急性増悪や孤独感に関する不安を口にしています。

> 家で吸入薬を使うことも多くなっている気がして。また何ヵ月かしたら入院することになるのかなぁ。この苦しいのがどんどんひどくなって、肺炎とかになって入院して、そんなことを繰り返して一人で人生が終わっていくのかなんて考えたりします＜認知＞ ── 患者

> 医療者 ── 今は呼吸リハもよく頑張ってくださっていますし、一緒に身体の状態をみていきながら、できる限り今の状態をキープしていきましょう。
> 「一人で人生が終わっていく」と考えることもあるのですね＜患者の認知を引き出す＞

> まあ、家内ももういませんし、これから一人でどうしていくのか、孤独な感じはしています＜認知、困り事＞
> 「タバコやめろ」なんて口うるさかった家内も、いてくれたほうがまだよかったな ── 患者

> 医療者 ── 孤独な感じがしているのですね。○○さんの孤独な感じを少なくするために、少し話してみませんか？
> ＜方針に関するコンセンサス＞

■次の回

医療者：「孤独な感じ」を感じる瞬間はどのようなときでしょうか？ ＜困り事が生じやすい状況を引き出す＞

患者：うーん、夜寝る前とか、昼間に何もやることがなくて、家の中で吸入器を使っているときとか＜困り事のきっかけ＞ あーあ、一人かぁって感じですかね

医療者：そうなんですね。一方で、嬉しいなとか、よかったなとか、「孤独」じゃない気持ちを感じている瞬間はありますか？

患者：うーん…、朝味噌汁を飲んでいるときとかは、ほっとする時間かもしれません

医療者：味噌汁を飲んでいるときですか。日々の生活のなかにある小さな幸せ、すごくいいですね＜ポジティブ・フィードバック＞「孤独感」自体を減らすことは難しいかもしれませんが、「孤独感」ではない感情を感じている瞬間を増やすことで、相対的に「孤独感」を感じることは少なくなるかもしれません。一緒に整理してみましょうか＜孤独ではない状況を増やすことを客観的に判断できる目標として設定する＞（表1）

■その後

表1に基づいて、「孤独感や一人ではないと感じる状況」を意識して取り組んでもらいました。その結果、「孤独感」を感じにくい生活（＝目にみえる行動）を選択できるようになり、呼吸困難は抱えながらも、患者が一人でも楽しめることを増やしていくための話し合いをしていくことになりました。

表1 孤独感や一人だと感じる状況と一人ではないと感じる状況

孤独感や一人だと感じる状況	孤独感や一人ではないと感じる状況
・寝る前、少し息が苦しいとき ・土日予定がなくて家の中にいるとき ・仕事帰りの帰り道、一人分の食事を考えないといけないとき ・病気のことを人に話せていない	・呼吸などが少し楽な日、川沿いを散歩して、少年野球を見ているとき ・土日のどちらかは出かける予定があるとき ・病気のことを友人に相談しているとき ・スポーツ観戦をしているとき

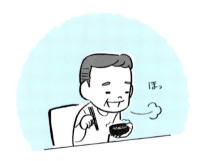

まとめ

- 患者の不安や孤独が減ったかどうかはこころの中にあるもので、医療者が直接確認できることではありません。

- CBTでは、見えないこころの中を**目に見える行動や測定指標で見える化**しながら、**解決や目標の達成を目指します。**

- 患者の問題や困り事が解決することで、どのような生活・人生を送れるのかを具体的に整理しながら、その生活や人生に少しでも近づける方法を一緒に考えていきます。

- 非がん患者において、病気に関する不安や心配、怖さをゼロにすることは難しいでしょう。そうしたマイナスな感情は抱えたままであっても、ちょっとした楽しみや穏やかな気持ちになれる活動や、やりたいことに少しでも取り組めている生活を目指すことも重要です。

［引用文献］

1) 熊野宏昭：新世代の認知行動療法，第1版，日本評論社，p60，2015
2) 柳井優子ほか：認知行動療法の実践で必要とされるコンピテンスの概念構成の検討：英国のImproving Access to Psychological Therapies制度における実践家養成モデルに基づく検討．認知行動療法研究 2018;44:115-25.

［参考文献］

● 日本認知・行動療法学会（編）：認知行動療法事典，丸善出版，2019
● 日本医療研究開発機構：認知行動療法の共通基盤マニュアル，2023.
https://jact.jp/wp_site/wp-content/uploads/2023/03/【掲載用】①認知行動療法の共通基盤マニュアル.pdf［2024年12月9日閲覧］

［お勧め文献］

● 鈴木伸一（編）：からだの病気のこころのケア：チーム医療に活かす心理職の専門性，北大路書房，2016
　➡ がんのみならず、心臓疾患や糖尿病、腎疾患、脳損傷、慢性疼痛など、非がん疾患患者の心理的な問題や困りごとがなぜ生じ、維持されるのかを紹介しています。また、身体医療との連携のなかで行う心理的アプローチについて丁寧に記載されていて、おすすめです！

マインドフルネスとコンパッション

POINT

- ☑ 非がん疾患の緩和ケアが必要な患者に対し、苦しみを受け入れ、手放し、癒しが生じるように、マインドフルネス（今ここへのとらわれのない気づき）とコンパッション（慈しみの力）を支えの両輪として用いていきます。
- ☑ まず治療者自身がマインドフルネスの経験を重ね、自らのセルフ・コンパッションを育み、治療的自己（プレゼンス）を高め、患者との思いやり深い関係性を築きます。
- ☑ 苦しみをありのまま受け止め、思いやりに満ちた状態で解放できるように、いくつかの瞑想や瞑想的対話（インクワイアリー）を用いて介入します。
- ☑ 重い身体疾患患者では、無理なくできるように、短期化、個別化したり、他の心理療法やアプローチと併用したりする工夫が大切です。
- ☑ 厳しく多忙な臨床現場で、こころ優しいケアを行うには、マインドフル・セルフ・コンパッションやGRACEの学びを用いて、自らを大切にして、燃え尽きを防ぐのが役立ちます。

マインドフルネスとコンパッションのエッセンス

- マインドフルネスとは、「**意図的に、今この瞬間に、価値判断することなく、注意を向けること**」です。今起きている身体感覚や思考に、注意を向け、とらわれを手放し、こころの調和を目指します。
- マインドフルネスを中心とするアプローチは、ストレス対応や感情の安定化に適しています。患者や家族が現実の困難に対処する際に有効です。
- コンパッションは、対人ケアの基盤です。「**自分自身や他の存在の苦しみが和らぎますように、という願いと努力が一体化した深い気づき**」、「**苦しみとともにあること**」です。コンパッションを中心とするアプローチは、他者との関係性を深め、ケアをするなかでの共感を育むのに役立ちます。家族や介護者がケアの質を高め、医療者が患者との関係を強化する際に有効です。

- **セルフ・コンパッション**は、自分に向けるコンパッションです。自分自身に、とらわれのないマインドフルな視点を向け、「人は皆同じだ」という共通の人間性を感じ、自分自身に必要な優しさを与えます。セルフ・コンパッションを中心とするアプローチは、自己批判や感情的な負担を軽減し、自己の精神的な健康を維持するのに役立ちます。とくに自己に対する否定的な感情や無力感を抱えやすい場面で有効です。

- マインドフルネスやコンパッションを用いたアプローチや心理療法には、マインドフルネスストレス低減法（MBSR）[1]、マインドフルネス認知療法（MBCT）[2]、マインドフル・セルフ・コンパッション（MSC）[3]、アクセプタンス＆コミットメントセラピー（ACT）[4]、コンパッション・フォーカスト・セラピー（CFT）[5]などがあります。

■ マインドフルネスの基本を知り、どう役立つのかを理解する

- マインドフルネスな状態とは以下のような状態です。

> **観察する**：内的、外的体験に気づき、注意を向ける
> **記述する**：内的体験を言葉でラベル付けする
> **自覚的である**：今この瞬間、自分がしていることに自覚的である
> **判断しない**：思考や感情に対して良悪などの評価を下さない
> **対応しない**：思考や感情に動じたり、振り回されたりせずに、そのままにしておく

◆ マインドフルネスで得られる変化

- マインドフルネスにより心理・脳機能の変化（**図1**）[6]が起こることがわかっています。

■ マインドフルネスの学習方法やスキルを体験し、練習する

- 代表的なマインドフルネス・トレーニングであるMBSRはストレス軽減のための8週間のプログラムで、集団で瞑想、ボディスキャン、ヨガなどを通じて現在の瞬間に注意を向ける技術を学びます。

- それぞれのセッションのテーマに沿った瞑想スキルがあり、ホームワークで自主訓練を行い、マインドフルネスを鍛えます。

◆ マインドフルネスの基本的なスキル

- **呼吸瞑想**（**図2**）：すべてのマインドフルネスやコンパッションのアプローチのなかで行われる、基本的な瞑想です。

①注意制御機能の向上
集中と切り替え
右前部島皮質・背外側前頭前野の活動強化
マインドワンダリングを減らし、今この瞬間の経験に注意をとどめる
②身体感覚（内受容感覚）への気づき
体性感覚野・島皮質・前部帯状皮質の活動強化
外部・内部の刺激によって生じる身体反応に気づく
③体験に対する情動反応の変化
扁桃体-内側前頭前野の関係性が変化
今この瞬間の経験に気づきながら平静さを保つ
訓練法
集中（サマタ）瞑想、呼吸瞑想
ボディスキャン瞑想、ヨーガ瞑想
洞察（ヴィパッサナー）瞑想
反芻・回避、認知的融合・自動思考、Doingモード
デフォルトモードネットワーク（DMN）過活性
サリエントネットワーク（SN）過敏化
過去や未来の感情、自己へのとらわれ、心ここにあらず、不安、焦燥、視野狭窄、破局思考、過活動、疲労、抑うつ
④自己の客観視（メタ認知）・脱中心化・Beingモード
DMN 活動低下、右前部島皮質・右背外側前頭前野の活動強化
今この瞬間の経験をありのまま観察することで、物語（永続的な）自己へのとらわれを抑え、瞬間の自己を高める、地に足が付く
慈悲瞑想
⑤コンパッションの涵養
共感とは異なる、腹側線条体、前帯状皮質、内側眼窩前頭皮質が活性化
自利・利他行為

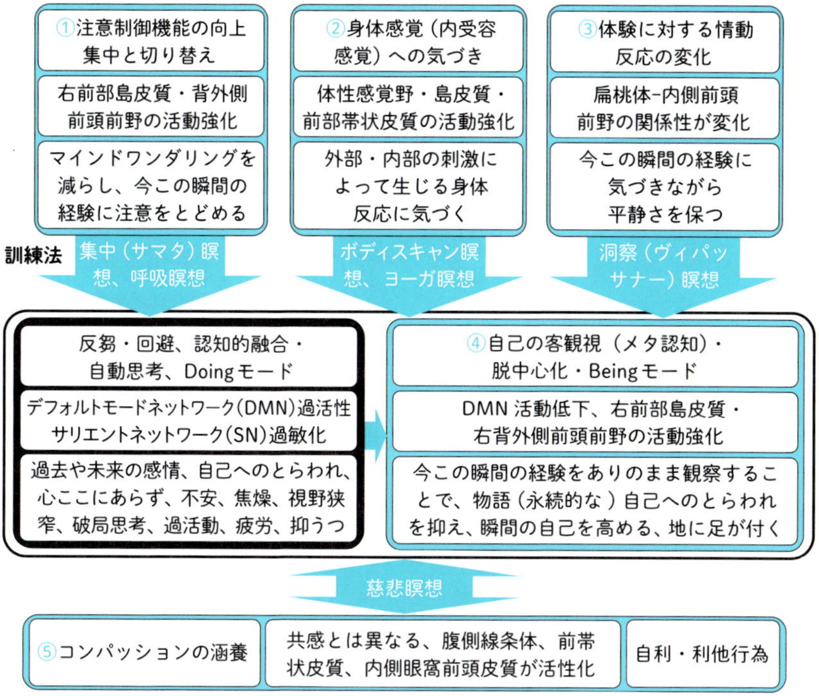

図1　マインドフルネス・コンパッションによる心理・脳機能の変化

［文献6）より引用］

1
呼吸に注意を向け観察
2
お腹が
あ、膨らむ膨らむ、
あ、縮む縮む…
3
他の感覚や考えが浮かぶ
4
あ、雑念雑念…
あ、思考思考…
逸れた、気づいた…OK、呼吸に戻ります……
5
呼吸から逸れたことに気づき、手放す

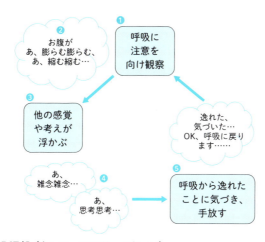

図2　呼吸瞑想（タッチ・アンド・リターン）

①楽な姿勢をとって、②鼻の穴の空気の出入りかお腹の動きに意識を集中して実況中継します。③他の感覚や雑念に注意が逸れたら、④「雑念に注意が逸れた」と気づき（タッチ）、⑤呼吸に意識を戻します（リターン）。

- ボディスキャン瞑想、慈愛瞑想、歩く瞑想、動きの瞑想（ヨガ、太極拳、気功など）など、ほかにもいろいろありますが、セラピーで用いる際には、治療者自身の体験が影響します。日々深く実践し、「今ここに」気づく練習をしておく必要があります。

■ コンパッションとセルフ・コンパッションを起動する

- 内面を整えるマインドフルネスと並んで、癒しに欠かせない要素はコンパッションです。
- コンパッションは、4つの複合した「慈しみの力」です

> - 苦しみに気づく力
> - 苦しみから生じた感情に対して関心をもつ力
> - 苦しみが和らぐことを願う力
> - 苦しみを和らげようと行動する力

- コンパッションには4つの方向性があり、相互に影響します（図3）。

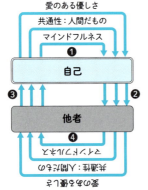

❶ 治療者自身のセルフ・コンパッション
　・今ここへの気づき：マインドフルネス
　・共通の人間性：人間だもの
　・愛のある優しさ

❷ 他者（クライエントなど）へのコンパッション

❸ 他者（クライエントなど）から受けるコンパッション

❹ 他者自身のセルフ・コンパッション涵養

図3 コンパッションの相互の自利利他円満の流れ

■ GRACEを用いてコンパッションを発動して関わる

- **GRACE**は、終末期患者に向き合うときや、答えが出ないような苦悩（崖：エッジ）に立つときに、自他に思いやりのあるケアを展開するこころをつくり、実行するためのメソッドです[7]。医療者の燃え尽き防止にも役立ちます。

> G：Gathering attention、Grounding（注意を集中させる）
> 　身体感覚に注意を集中し、呼吸を整え、地に足を付ける。
>
> R：Recalling intention（意図を思い起こす）
> 　今、ここで担っている役割や目的・動機を意識する。
>
> A：Attuning to self, then other
> 　まず自分の身体・感情・思考に意識を合わせてから相手に意識を合わせる。
>
> C：Considering what serves best
> 　最も適切と思われる行動は何かを見極める（Not knowing：真実は知らないという
> 　ビギナーズ・マインド、白紙で関わる謙虚な態度）。
>
> E：Engaging and Ending（関与し、終了させる）

■ 苦しみに向き合う態度と関係性を築く

- 対人援助・心理療法において最も重要なことは患者と治療者との関係性です。
- 相手と関係を深め、苦しみからの解放を導くためには、医療者側の「3つのR」と
  いわれる治療態度をもとにしたプロセスが必要となります（**表1**）。

■ 気づきを得る瞑想的対話とリソースを高めるセルフ・コンパッションの介入

- マインドフルネスとセルフ・コンパッションの「4つのN」といわれるインクワイ
  アリー（振り返りの問い）を行います（**図4**）。
- 患者が今ここにある苦しみから解放されるために、患者自身が、今ここで何が起
  きているのかに気づき（Notice）、それが身体的、感情的、認知的に何であるの
  かを識別し（Naming）、何が必要で、何が大切なのか（Needs and value）、そし
  て大切な自分に向けて今できる小さな行動、支えは何か（Next step）、という問
  いかけを行います。

表1　苦しむ人への思いやりを実践する関係性と3つのR

コンパッションに満ちた治療的存在、プレゼンス（Compassionate therapeutic presence）
- 支援者が自分自身の今ここの体験にどう向き合うか
- Radical acceptance（徹底的な受容）

コンパッションに満ちた治療同盟（Compassionate therapeutic alliance）
- 支援者が相手に、言語的、非言語的にどう関わるか
- Resonance（共鳴）

コンパッションに満ちた治療介入（Compassionate therapeutic interventions）
- 相手が自分自身にどう関わるか
- 相手自身のもつリソースへのアクセス
- Resource-building（リソース構築）

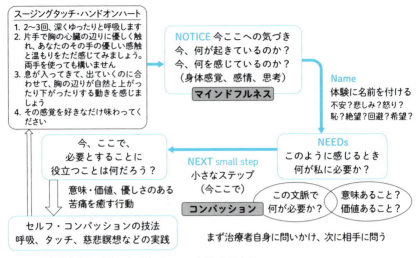

図4 瞑想的対話：問いかけとリソースを高める介入

- コンパッションは相互に影響し合いますので、まず治療者のプレゼンスを高めるために、治療者が同じ問いを自分自身に問いかけます。そして思いやり深く相手に問いかけて、内面の気づきを促し、思いやりのリソースを引き出し、高める指導を行います[3]。
- その結果、患者が自分自身にセルフ・コンパッションを向けることで、苦痛を手放すスキルやプロセスが育まれていきます。

	臨床現場や心理療法のなかに マインドフルネスやコンパッションを取り入れるコツ
その1	**STOP！** 立ち止まり、一呼吸して、身体感覚、感情、思考の順番で観察し、ありのままの気づきを大切にします。前に進む前に、そもそもの意図に、繰り返し立ち戻ることがキモになります。
その2	**まずは自分から！** 患者を全面的に受け入れるには、治療者自身にセルフ・コンパッションを向け、自分自身に思いやりのある存在となり、自分の中にある苦しみを認め、マインドフルに思いやりの言葉をかけましょう。
その3	**ビギナーズ・マインドで、患者の宝物を一緒に探す！** 今ここに焦点を向けて、瞑想や体験で感じたことを丁寧に聞くなかから、患者の大切な価値観や支援のリソースを引き出します。「知らない」ということを大切にします。
その4	**バランスが大事です！** 指示する＜許す、変える＜受け入れる、苦悩に働きかける＜苦悩を手放す、苦痛に耐える＜解放につながるリソースを活性化する、期待しない＜意図を保つ、無知＜非知、苦痛を抱え込む＜苦痛を抱き締める

> その5　練習⇔実践！ マインドフルネスやコンパッションは一度学べばわかる知識
> やスキルではなく、体験し、練習し、患者とともに実践し、振り返って初
> めて役に立ちます。日ごろの生活や対人関係にマインドフルネスやコンパッ
> ションのトレーニングを取り入れましょう。

どう実践するか

■ マインドフルネスとコンパッションのエッセンスを取り入れた会話例

・今ここへの気づき、思考へのとらわれ、セルフ・コンパッションを中心に対話を
進めていきます。

▶ Scene　たくさんのつらさを抱え、自分を責めている患者との会話

患者はシングルマザーで、検査技師です。拡張型心筋症で心不全から回復し、職
場復帰しました。高校生の息子がいます。

心理職 ― こんにちは。最近の体調や気持ちはどうですか？

> とても疲れています。息子の学費のために頑張らなきゃと思
> うんですが、倦怠感がひどくて…。病気が悪化するのが怖く
> て眠れないことも多く、昨日は息子と口論してしまいました ― 患者

心理職 ― それはとてもつらいですね。怒ってしまうのも無理
はありません。どんなに頑張っても、時には感情が
溢れてしまうこともありますよね

> 自分ではどうしようもなくて、息子に当たって
> しまったことに後悔しています ― 患者

心理職 ― そのつらさを今どこで感じていますか？
＜マインドフルな気づきを促す＞

> 胸がつかえて、息苦しいです ― 患者

心理職 ― その感覚に少しだけ注意を向けてみましょう
そして、一緒に深呼吸をしてみましょうか
今、胸の感覚はどうでしょうか

> 少し落ち着きました。でも、まだ不安があります ― 患者

心理職 ― そうですね。では、今抱えている不安や悩みを一つずつ
見ていきましょう。それらをティッシュボールにして、
外に出してみましょう。まず、倦怠感、次に将来への不
安、息子さんとの関係、自分を責める気持ち、これらの
思いをティッシュボールとして外に出してみます
＜ティッシュボールのメタファーを使用し、眺めてみて、認知
的デフュージョンを行う＞

患者：こうやって出してみると、少し楽になる感じがします あーいろいろ抱えてるって気づきますね

心理職：そのティッシュボールを、空に浮かぶ雲のように眺めてみましょう。これらの思考や感情が空に浮かぶ雲となり、少しずつ流れていくのを想像してください。無理に消そうとせず、ただ観察するだけで大丈夫です どんな感じがしますか？

患者：思考が少し離れて眺めているって感じがして、気持ちが軽くなった気がします

心理職：そうですね。このように思考や感情にとらわれることなく、ただ眺めて手放す練習を続けていくと、少しずつこころが軽くなることがあります。今、胸のつかえはどうですか？

患者：ええ、まだ完全ではないですが、少し楽になりました

心理職：では、次に胸のつかえをもつ自分自身に優しさを向けるセルフ・コンパッションについて少し練習してみましょう。まず、胸に手を当ててみてください。手の温もりを感じながら、自分に優しい言葉をかけてみましょう。「私が幸せでありますように」、「私が安心でありますように」と、今、こころの中にある願いを素直に自分に語りかけてみてください
＜慈悲瞑想カード（図5）を使ってセルフ・コンパッションの練習＞

■セルフ・コンパッションを実践して…

心理職：どうですか？

患者：胸のつかえが少し取れて、温かくなった感じがします

心理職：それはよかったですね。このセルフ・コンパッションは、自分を癒し、こころの平穏を保つためにとても有効な方法です。大事な息子さんのことも心配だと思いますが、まずはご自身を大切にすることが重要です。今、この時間を通して少しでもこころが軽くなったことが、これからの日常に役立つといいですね

患者：そうですね。これからも続けてみます。ありがとうございます

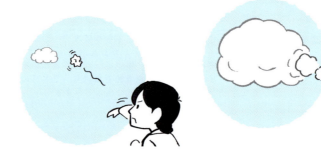

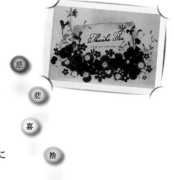

図5 慈悲瞑想カード

心理職―感じていることや悩みについて、またお話しを聞かせてください

ここでは、治療者自身がまずマインドフルな注意や意図に気づきを向け、コンパッションを実践する準備を行います。そして患者のこころの苦しみに気づき、呼吸を通した身体へのマインドフルネスから、思考への気づきを促しています。
気づかれた苦しさを回避せず、その思考をティッシュボールのメタファー（Chapter 3-07参照）で外在化して距離をとり、雲のイメージを用いて、認知的デフュージョンを行っています。
次に、苦しみは人間であれば誰にでも起こるものであると、一般化（ノーマライゼーション）を行い、思いやりと価値のある行動への気づきを促しています。続いて、セルフ・コンパッションを高め、支えのリソース（Chapter 1-04参照）に気づく作業、自分自身にコンパッションを広げる慈悲瞑想を行い、息子との関係改善に向けた癒しをもたらしています。セラピストの体験を交え、コンパッションが自分で練習して育めるものであるという認識も促しています。

キーワード「認知的デフュージョン」
思考を文字通り受け取ってしまう（認知的フュージョン）の状態を減らし、思考自体を現在進行中のプロセスとして体験する心理技法。

キーワード「一般化（ノーマライゼーション）」
個人の悩みを「あなただけではなく、他にも同じような体験をした人がいる」と捉える考え方・支援のアプローチ。セルフ・コンパッションのうちcommon humanity（共通の人間性）に該当します。

引用文献

1) 大谷　彰：マインドフルネス入門講義，金剛出版，2014
2) 黒川由紀子，ファーク阿部まり子（編著）：高齢者のマインドフルネス認知療法：うつ，緩和ケア，介護者のストレス低減など，誠信書房，2018
3) クリストファー・ガーマー，クリスティン・ネフ：マインドフル・セルフ・コンパッションプラクティスガイド：セルフ・コンパッションを教えたい専門家のために，星和書店，2022
4) ラス・ハリス：よくわかるACT（アクセプタンス＆コミットメント・セラピー）：明日からつかえるACT入門，武藤　崇（監訳），星和書店，2012
5) クリス・アイロン，エレイン・バーモント：コンパッション・マインド・ワークブック：あるがままの自分になるためのガイドブック，石村郁夫，山藤奈穂子（訳），金剛出版，2021
6) 佐渡充洋，藤澤大介（編著）：マインドフルネスを医学的にゼロから解説する本，日本医事新報社，2018
7) ジョアン・ハリファックス：死にゆく人と共にあること：マインドフルネスによる終末期ケア，井上ウィマラ（監訳），春秋社、2015

Column

瞑想のプログラムを提供している団体

　いろいろな瞑想のトレーニングやワークがプログラムの目標に沿って用いられます。国内で正式なプログラムを提供している団体も多数ありますので、アクセスしてみてください。

- 日本マインドフルネス学会（https://mindfulness.smoosy.atlas.jp/ja）
- MBSR研究会（https://www.mbsr-study-group.com）
- NPO法人マックネットシステム（https://mac-n.or.jp/index.html）
- MSC Japan（https://www.mscjapan.org）
- CFT（https://www.plusone-lab.com）
- 日本GRACE研究会（https://gracejapan.org）

家族療法

POINT

- ☑ 家族療法はメンバーの相互作用に注目し、その変化を通して問題解決を図ります。
- ☑ 家族が問題解決しようとするとかえって問題を助長する、「偽解決」に注意が必要です。
- ☑ 患者家族は陰性感情を抱きがちで、罪悪感や無力感は認識されにくく、問題につながります。
- ☑ リフレーミング、一般化、多方向への肩入れなどにより非難を避け、安心できる場でコミュニケーションを促進することが効果的です。

家族療法のエッセンス

- 家族療法は患者個人よりそれを取り囲む家族や医療者をシステム(**表1**)と捉え、そのメンバー間の関係性(相互作用)に働きかけることで症状や問題行動の解決を図るという心理療法です。ジョイニング(Chapter 3-05参照)で家族システムに入り込み変化の土台をつくり、リフレーミング(Chapter 3-06参照)、ナラティブアプローチ(Chapter 3-13参照)、多方向への肩入れなどの技法でコミュニケーションの相互作用を変化させることが主な治療です。

■ 家族療法の視点で家族をみる

- 家族の各メンバーは日頃コミュニケーションを続けていくなかで、交流のパターンや役割(相補的なリーダーとサポート役など)、ルール(例:病気の対応などの重要なことは多数決で決める)を形成します。この多くは無意識的ですが、家族のシステムを安定させ、ホメオスタシスを保つように機能します。この特徴から、家族は平常時は会話なしでも意思疎通を図ることができ、相手の行動も予想できます(例:独り言=怒り出すサイン、黙る=「あなたがして」の要求)。

表1　家族のシステムとしての特徴

境界をもつ
- 家族という認識をもつメンバーで構成。家という物理的境界もある
- 閉鎖的、他人の出入りが多いなど境界の硬さはさまざま

互いに作用している要素からなる
- 各メンバーが常にコミュニケーションをとっている
- 非言語的コミュニケーションが多く、伝達ミスも多い

目的に向かって動いている
- 家族機能の維持・養育

システム内に複数の下位（サブ）システムが存在する
- 親、子ども、男女などのグループが存在し、時に対立など不安定化する

組織化し、秩序を保とうとする
- ホメオスタシスがあり、介入・変化に抵抗を示しがちとなる

[von Bertalanffy L：General System Theory：Foundations, Development, George Braziller, 1968 より作成]

- 重大な病気、外部環境の変化、メンバーの成長や増減などで家族システムは不安定化しますが、各自の努力で順応したり、今までのパターンを大きく変えたりして適応します。しかし、家族の問題解決のための行動が噛み合わず、かえって問題を維持させる悪循環が形成されることがあります。これを「偽解決」といいます。
- たとえば、出かけるときに子どもが準備に手間取っているとします。親が「早くしろ！」と大声で怒鳴ると子どもが萎縮してかえって手間取ります。それを見て親がまた怒鳴るとさらに遅くなるなど悪循環が形成されます。このような場合、叱咤激励する（偽解決）のではなく、子どもの準備を手伝うほうが問題は解決します。

病気に対する家族の心理を理解する

- 病気を抱える患者の家族に陰性感情が生じることは一般的なことであり、とくに**抑うつ、不安、怒り**はよく認識されます。
- しかし、見落とされがちなものとして、**罪悪感、無力感**があります。「家族は自分のせいで病気になったのでは？」、「もっと早く気づければ…」と後悔したり、「自分は何もしてあげられない」と感じたりすることがよくあります。「夫が病気なのに、旅行をしているなんて自分は冷たい人間かも…」と健康で人生を楽しむことに罪悪感を覚えることすらあります。この**罪悪感、無力感**は不合理にみえる言動、**病的悲嘆**にもつながります。
- 慢性疾患では、家族の心理は病期によって変化し、たとえば**表2**に示すようなことがみられます。緩和ケアが中心である終末期は、統制していた病気のコントロー

表2 病期による家族の心理の変化

	家族の特徴、適応に必要なもの、ありがちな反応の例
危機期	• 症状が出て、診断がつき、治療を開始。短期間に感情・生活が大きく変化する • 家族は混乱しながら、柔軟に役割を分担、外部の援助も受けて問題解決を図る • 病気をポジティブに意味づけ、生活変化を受容、力を合わせて対処、不確実さに耐えるなどが適応的 • 心理療法よりも医療者のアドバイスや疾病教育、医療チームとの良好な関係性がより重要 • 情報の探索（一般的情報で有用とは限らない）、病気の原因（犯人）捜しや非難、など
慢性期	• 慢性疾患とともに生きる日々。宙ぶらりんで不確実性に苦しむ • 病気のため家族の結束・協力が徐々に負担となり、不適切になる • 病気への対処法を身に付け、通常の生活を維持。家族全員が自立性を最大限保つことが適応的 • 先が見えない不安に疲弊、一日一日を精一杯生きる、死について語らず家族の感情を守る、など
終末期	• 慢性期との境界は曖昧で、患者・家族・医療者の認識もずれがち • 死の不安や恐怖が家族内に蔓延するが、感情の問題を避け、互いを苦痛から守ることも多い • 病気をコントロールから手放す方向に移行できると適応的 • コントロールにこだわる家族は、医療者に対して自己主張や要求が多く、威圧的にみえることもある • 予期悲嘆として早期に死を受け入れ、すでに患者がいないかのように振る舞う家族もいる • 死について語らない、非言語的コミュニケーションに頼る家族では、認識や考えのずれも起こりやすい

［文献1）より作成］

Column

家族の不合理な言動の裏にある罪悪感

　少しでもよい治療をと考えてドクターショッピングをしたり、サプリメントや代替医療を探したり、介護に没頭したりという行動は、実は無力感・罪悪感の代償であり、家族によくみられます。陰性感情に耐えられずに患者を非難したり、医療者に責任転嫁をしたり、自分は無関係と距離をとる家族もいます。家族は非難を恐れており敏感です。「なぜもっと早く受診させなかったのですか？」、「サプリメントはエビデンスがないです！」といった医療者の一言に深く傷つくこともあります。「変化がゆっくりなので、毎日見ているとかえって気づけないご家族も多いですよ（一般化）」、「医学的には効果は不明ですが、ご家族として何かしたいんですよね（行動には賛同しないが、動機には共感）」などの家族に配慮した対応は、非難を避けて罪悪感を軽減し、医療者と家族が協力的な関係を築くためにも効果的です。

ルを手放すなど、家族は大きな方向転換を求められるため、陰性感情が刺激されやすい時期です。

■ 家族療法のスキル

◆ 多方向への肩入れ

- 家族メンバーの一人ひとりに、順次関わりながら共感的理解を示し、それぞれの言い分を認め、存在に敬意を向ける技法です。共感の延長ともいえ、相違があっても全員の意見に一理あり、理解できることを積極的に認めます。医師がとりがちな「客観・中立での評価」と逆のスタンスです。
- 評価より胸の内を語り、互いに努力を認め、歩み寄り、よりバランスのとれた関係になるよう手助けをします。
- 会話をするときに、一人ひとりのメンバーと目線を順番に合わせることで、「あなたのことも尊重しています」という非言語的なメッセージになります。場合により発言権の弱そうな家族メンバーには、その人から先に意見を聞く、司会をする医師の近くに座ってもらうなどのバランス調整を行うこともあります。

◆ 一般化

- リフレーミングの一種とされ、特定の問題を"普通のこと"と見なすことで不安を軽減し、とくに孤独感を和らげるのに役立ち、共感的な対応として良好な関係構築にも有用です。
- 「皆さんこのような状況では驚かれます」、「明らかにおかしいのに検査で異常がないといわれると、普通は納得できないものです」、「一般的には入院を考えてもおかしくない病状です」など、「皆さん」、「普通」、「一般的には」といった言葉を交えて、相手の感情、ものの見方、言動が一般的に理解できるものであることを示します。

[「ジョイニング」(Chapter 3-05)、「リフレーミング」(3-06)、「ナラティブアプローチ」(3-13) 参照]

| どう実践するか？

 Scene 1 独居が厳しくなっているが介護導入を拒む心不全患者

> お母さん、自分だけでの生活は無理よ。家事もほかの人に任せないと。倒れちゃうかもしれないし — 家族
> <患者を思っての先回りだが、患者には非難のメッセージになっている>

> バカにして！ 大丈夫、自分でできる！
> ＜非難に対する防衛だが、家族には拒絶のメッセージになっている＞ ── 患者

> 無理よ！
> ＜拒絶をどうにかしたいだが、さらに非難となり悪循環を形成＞ ── 家族

医師 ──
> ご家族は責めているわけではなく、心配なんですよね
> ＜家族のメッセージをリフレーミングして本人に通訳しつつ、家族に共感的肩入れ＞
> 一方、ご本人は自分ですることが大切で、急に変われと言われると戸惑っているようにもみえます。普通こういうときにはつい強い口調になってしまいますよね
> ＜患者のメッセージをリフレーミングして家族に通訳しつつ、本人の反応を一般化して共感的肩入れ＞

> ……。
> いきなり言われても困る。このままでいいとは思ってないけど… ── 患者

医師 ──
> 皆さんこういう状況では戸惑われます。ご本人のペースを優先しつつも、一人でやっていて困ったことには少しずつケアを導入して、定期的に話し合って見直すことが多いですね
> ＜葛藤や困惑を一般化しつつ、対応法について心理教育＞

> 母を責めたかったわけではないのですが、つい心配で焦って言い過ぎました。相談しながら少しずつやっていきたいと思います ── 家族

平常時は仲のよい家族でも、病気になると相手の話を非難や拒絶などネガティブに捉え、対立しがちです。この例では医師が対立・非難になりがちなコミュニケーションにリフレーミングで介入しました。家族が自立を尊重し見守る姿勢を示すと、患者の姿勢も柔軟化し、悪循環（偽解決）が解消されました。

■ アドバンス・ケア・プランニング（ACP）での応用

- 緩和ケアにおいて家族が話題になるものの一つにACPがあります。ACPで患者・家族の意見の違いが目立つと、医療者は話し合いの方向を調整して結論に導きたくなりますが、これは困難であり、またACP本来のコンセプトにも反します。

- 家族療法では、会話の内容や家族の関係性をコントロールすることはできませんが、家族が**安全に話し合える、承認される**"場"を提供することが勧められます。前述のとおり、病気の人を抱える家族にはネガティブな感情が、目には見えなくても蔓延しており、家族は非難されることに敏感です。

- ポジティブなリフレーミングや多方向への肩入れなどにより、**責められない、尊重される、安心して話せる、話し合いの場**をつくることができれば、家族療法としてよいACPになるでしょう。

Scene 2　長期入院中の父を自宅に帰すかで子どもたちの意見が対立

肺炎でADL低下、認知症が進行して長期入院中の患者について、自宅に帰すか施設に入所させるかで子どもたちの意見が対立しています。

医師━お父さんの入院は長くなりましたが、何とか肺炎は落ち着きました。しかし残念ながら体力が低下し、食事がとれないときもあり不安定です。ご本人は意思を十分に表明できる状態ではなく、退院後についてご家族とご相談したいとお集まりいただきました

　　今の状態では……、正直なところ家でみる自信がありません。施設を探せますか？━息子（弟・父と同居）

　　施設なんてかわいそう！　家に戻してあげるべきよ！━娘（姉・遠方在住）

医師━お二人ともご意見があるようですね。まず弟さんからお話を伺えますか？
　　〈これまで姉が決定権をもっていたため、弟を優先させて不均衡を調整〉

　　自分と妻と3人暮らしなのですが、共働きで日中は誰もいないんです。父はふらふらしているし、こけてしまわないか心配で…━弟

医師━弟さんはお父さんの安全を考えられて心配されているのですね
　　〈価値観や優先順位の確認〉
　　安全も大切なことですね

　　でもかわいそうよ！　家のほうがいいに決まってるわ！━姉

医師━お姉さんは家に帰してあげたいのですね。前からお父さんも家にいたいとおっしゃっていたのでしょうか。お元気だったら何て言われますかね？
　　〈患者本人の価値観・優先順位を推定することで視点を変えてもらう。円環的質問とも呼ばれる方法〉

　　……。父はこだわりのない人で、いつも「わからんから、任せた。お前のいいようにやってくれ」なんです━姉

医師━お姉さんを信頼して任されているんですね
　　〈丸投げ状態をリフレーミング〉

　　まあそうですね（苦笑）。正直自分もどうなのか迷うのですが、家にいたときのほうが元気だったので、元気に戻ってほしいなと、少しでも歩けたり…━姉

医師━お姉さんとしてはお父さんの元気が少しでも戻ることが大切で、家に帰ればいいのではないかと考えられたんですね
　　〈価値観や言動の背景にある意味の確認〉

　　あと施設ってかわいそうじゃないですか？　姥捨て山みたいで━姉

医師━かわいそう？　お姉さんとしては施設＝お父さんを見捨てるみたいで、申し訳なさがあるのですね〈背景にある感情の確認〉
　　弟さんは"気持ち"としてはどうなのでしょうか？

　　自分もなんとなく見放すみたいで、嫌な気はします━弟

医師 ─ お二人ともそれぞれお父さんを思う同じ気持ちがあって判断に迷っておられたんですね＜感情の共有＞
施設はかわいそうというご家族はよくいらっしゃいます＜一般化＞
でも、医学的にはお父さんのような認知症の方にはリハビリになるのです＜「医学的には」の枕詞であくまでも一意見として押し付けず提案＞
家では寝てばかりの方が他人の前だとしゃきっとされたり、雰囲気につられて食べたり、喜んで体操したり。手すりがあったりスタッフもいますので、家より安全に活動でき、入浴とかもできますしね
＜本人にとって施設入所にメリットがあるとリフレーミング＞

……。弟の気持ちも聞けてよかったです。昔からあんまり話さない子なので ─ 姉

（苦笑）─ 弟

医師 ─ 家族って意外と肝心なことを話さないことが多いですよね。テレパシーのように伝わっているだろうという感じになりがちです
＜一般化＞
いろいろな考え、優先順位があって当然なので、ぎこちないかもしれませんが、話し合うことが大切だと思います

また話し合ってみます ─ 姉

ACPでは意思決定に関わる価値観・信念・優先順位などを互いに説明し、背景にある感情も含め理解を共有していくことになります。安心して話せる雰囲気、状況をつくり、対話を促進することが重要です。家族療法の技法はこのようなときに役立ちます。

[引用文献]
1) Rolland JS：The family, chronic illness, and disability：an integrated practice model. APA Handbook of Contemporary Family Psychology：Applications and Broad Impact of Family Psychology, Fiese BH (ed), American Psychological Association, p85-102, 2019

[お勧め文献]
● 若林英樹ほか（編著）：ラダーと事例から学ぶ家族志向のケア：家族療法の考え方とスキルをプライマリ・ケアに活用する，中外医学社，2024
  ➡ 一般医が家族療法の理論と技法を応用するために、プライマリ・ケアだけでなく緩和ケアなどの医療現場の実際について症例を豊富に交えて解説されています。

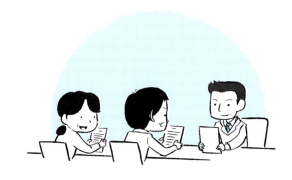

解決志向アプローチ

POINT

- ☑ 解決志向アプローチは、"例外的にうまくいった"と思っていた治療の裏づけになりうる、コモンセンスで効率的な援助法です。
- ☑ 解決志向アプローチでは、「問題・原因」よりも「解決・リソース」を知るほうが有用と考えます。
- ☑ 患者に対して質問や課題を示すことで、患者のなかにある「解決・リソース」を引き出します。
- ☑ 患者のなかですでに起きている解決（"例外"）を、例外ではない状態にまで拡大します。

解決志向アプローチのエッセンス

- 解決志向アプローチは、原因を探り問題を解決するのではなく、**解決を構築していくスタンスで行う面接法**です。

■「解決志向」を前提に行う面接の流れ

- 対立概念である「問題志向」では、まず問題は何かを把握し（例：発熱）、その原因を特定し（例：細菌）、それを取り除こうとします（例：抗菌薬）。しかし、こころの問題は複雑で、いくつかの原因を特定できても、すべてを取り除くことは困難です。
- 患者が問題・原因について語るときは、解決に使えそうなリソース（資源・資質）を見つけながら聞きますが、そのような過去の話は最小限にとどめるようにします。
- 次に、解決像について話し合い、そこを起点にゴールを導き出します。
- 最後に、患者自身が変化したいという意欲を表明している場合には課題を提示します。

- 2回目以降は"何が/何をやったらよくなったか"を聞き、課題を示し、"何もよくならなかった"ときにはゴールを設定し直します。患者自身がゴールの達成を感じたら終了です。

■ 質問することで患者のなかから解決とリソースを見つけ出す

- 解決像の構築やゴールの設定、例外探しなど、解決に向かわせる有効な方法が「質問」です（**表1**）。
- 患者の力を信じ、患者自身がもっているリソースに気づかせることが目的です。
- 質問をするときは常に、**解決された未来に焦点を合わせる**ことを意識します。

> ### 患者主導の状態を維持するコツ
> ### ～コンプリメント～
>
> コンプリメントとは、患者の行動や考えに対する賛同を伝えることです。誰でも褒められると自信がつきます。悩みながら試行錯誤しているとき、誰かに「それでいいんだよ」と言われるとさらにやる気が出て頑張れます。患者が自分のゴールに向かって取り組むうえで有益と認識する行動を、医療者が強化し承認することで、患者は変化しやすくなり、自ら新しい計画を立てられるようになるのです。
> - **直接的コンプリメント**：「へー」、「おおっ」、「いいね」、「それはすごいですね」
> - **間接的コンプリメント**：「どうやってできたんですか？」、「どうしてそうやってみようと思われたのですか？」
>
> このように、患者がさらに伸ばすとよいことを発言しているタイミングで医療者が相づちや質問といったリアクションをすると、正しい方向を示すことができます。ただし、気持ちのこもっていないコンプリメントは上滑りするので気をつけましょう。

■ 課題を出すことで患者が「例外」を探し拡大していく

- **表1**に代表的な質問を示します。「例外」とはすでに起こっている解決の一部です。解決がすでに起こっていても、患者は問題に巻き込まれているので、"ずっと"、"完全に"問題の中にいると感じています。
- 面接内での対話や、面接の最後に提示した課題（**表2**）を通して、患者が例外を見つけるよう導き、医療者と一緒にそれを広げていくことで、解決を構築していきます。

30　Chapter 1　使える！心理療法のエッセンスと実践

表1　代表的な質問

ミラクル・クエスチョン	・解決像を探る質問として「何がどうなるといいでしょう？」、「どうなりたいですか？」のほかに、このミラクル・クエスチョン「（奇跡が起きて）解決したらどうなっていると思いますか？」がある ・達成不可能に思える未来の姿を想像してもらうことで、変化が可能であるという希望を強化する。奇跡が起きる前後の差異を明確にし、解決した未来のイメージをより具体化することもできる ・さらに、患者にとって何が解決であるかを、医療者が患者の目を通して見て、ゴール設定につなげることができる ・これが最も聞きづらく感じるかもしれないが、解決志向アプローチのエッセンスが詰まった質問でもある。☞項末の Case 参照
「例外」探しの質問	・「例外」とはすでに起こっている解決の一部。すでに起きている解決（例外）は見逃されていることが多いため、それを一緒に見つけていくための質問 ・問題の渦中にいる患者にとっては「ずっとダメ」、「全然ダメ」と感じているため、医療者から一方的に例外を指摘するのではなく、「では、月曜日は？ 火曜日は？…」、「この問題が少しでもよいときのことを話していただけますか？」、「最近そうなったのはいつでしたか？」のように具体的に聞くことで、患者自身に気づいてもらうことがポイントである ・また、「そのときあなた/周りの人は、いつもと違って何をしたのでしょうか？」と差異を尋ねることで、見つかった例外を展開し、例外の原因を探すこともできる
スケーリング・クエスチョン	・たとえば、「一番よいときの状態を10点として、最悪の状態を0点としたときに、今は何点ですか？」と聞くことである。これにより漠然とした話が具体的となる。「調子がわるい」という患者自身にとっても、こう尋ねられると「2点…、最悪な状態ではないか」などと気づく機会となる ・ポイントは、「たったの2点か」と落ち込むのではなく、また「足りない8点を補うには何をすべき？」と問題に注目させるのでもなく、「その2点分は何ですか？」と"0点と2点の差異"に気づかせることである。「昨日は1点だったけれど」という患者には「増えた1点分はどこが違うのでしょう？」と聞けば、例外を目立たせることができる ・ゴール設定に使う際は、「それでは3点になったときはどんな状態だと思いますか？」と尋ねる
サバイバル（コーピング）・クエスチョン	・患者の置かれた状況がとても悲惨なときに使いやすい質問である。「そんな大変な状況で、よく今日までやってこられましたね。どうやってしのいだのですか？」と、相手を根気強くコンプリメントしたうえで対処法を尋ねる ・患者が自分自身を責めて否定し続けるときや、医療者としてもポジティブな面を引き出すのが困難に感じるときに有効であり、悲観的なこころを落ち着かせ、すでにできていることを明確にできる

表2 基本的な課題

観察課題	患者に例外探しをしてもらう課題 例：「こういうことがもっと続いてくれたらいいのになと思うような出来事（＝例外）をよく観察し、次回報告してください」
Do More 課題	引き出した例外を行動課題につなげたもの 例：「いいですね（コンプリメント）。それは〇〇だから（納得して課題に取り組めるよう理由を説明）、もっとやってみましょう」

どう実践するか

Scene 1　怠薬していそうなCOPD患者

患者：あ、今日は吸入は出さなくていいよ。今日これから保育園で急いでるし

医療者：またお孫さんのお迎えですか。この暑いなかよく立候補されましたね＜コンプリメント＞

患者：こちらは退職して暇だからできることはなんでもしてあげたくて。それに孫も「おじいちゃんが迎えにきて」って言うんだ

医療者：ええ！？＜コンプリメント＞

患者：そうだよ。帰ったら麦茶飲ませてお風呂に入れて…。最近はクリーム塗り忘れたりもせず、完璧にこなせるようになったよ。一緒に寝てしまって自分の薬はつい忘れるけど笑

医療者：なるほど！ 吸入薬が余っているのはそのせいですね

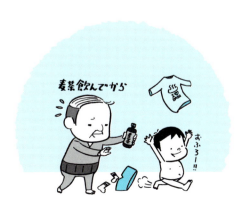

32　Chapter 1 ｜ 使える！心理療法のエッセンスと実践

> すみません…　── 患者

医療者 ── いえいえ、でもいつも予約の時間どおりに来
てくださるような方だから、少し意外でした
　　　　　　　　　　　　　＜コンプリメント＞

> それは、患者さんたくさんおられるから、自分が
> 遅れたら先生が困るだろうなと思って。あ、それ
> なのにまた長話をしてしまってすみません！　── 患者

医療者 ── いえいえ、いつも助かっていますよ。こん
な思いやりのある優しいおじいちゃんなら、
お孫さんはこれからもずっと一緒にいたい
と思われるでしょうね＜コンプリメント＞

> そうだといいんですけどね。まだまだ元気で
> いないといけませんね　── 患者

医療者 ── そのお手伝いをぜひさせてください。
まずは吸入ですね

> わかりました、忘れないように気をつけます　── 患者

コンプリメントにより患者は自身の短所を別の角度から見て、長所に気づくこと
ができました。孫に尽くしてセルフケアが疎かになっていた患者に対し、医療者
はその長所をセルフケアのモチベーションにつなげられるよう言い換えたのです。
そうして患者はまた吸入を毎日継続するようになりました。

▶ Scene 2　リハビリテーションを拒否する心不全患者

> 夫は他人に世話になるのは嫌と言って、
> 私が全部やってあげているのですよ　── 患者の妻

医療者 ── 仲のいいご夫婦なのですね。
喧嘩はされないのですか？＜リソース探し＞

> 昔はよくしていたよ　── 患者

> そうね、夫は何でも管理したいタイプでよく喧
> 嘩しました。その代わり責任感が強く、一度決
> めたことはやり通す。リハビリだって1ヵ月前
> までは続けていたのに…。うつなのかしら？　── 患者の妻

医療者 ── すみません、リハビリをされていたこと
はあるのですか？＜例外探しの質問＞

> ええ、まあ　── 患者

医療者 ── ご経験あるのですね！
そのときはなぜ始められたのですか？

04 | 解決志向アプローチ　33

> いつもガミガミ言ってきていた妻をびっくりさせてやろうという気持ちだったと思います。何でも言われっぱなし、頼りっぱなしじゃ情けないじゃないですか — 患者

医療者 — 奥様にガミガミ言われたほうが元気になられたりして笑

> 勘弁してくださいよ。
> でも最近珍しく何も言ってこないよな — 患者

例外探しの質問により患者や家族に過去の経験から学んだ教訓を再発見してもらいました。ついリハビリテーションをやめた理由を尋ねたくなりますが、それだと問題志向になってしまいます。これを機に患者と妻のコミュニケーションは増え、患者本人からリハビリテーションを再開したいとの希望が聞かれました。

▶ Scene 3　便秘に悩んだ経験から下剤継続にこだわるパーキンソン病患者

> 昨日は娘が来てくれました — 患者

医療者 — 親子の時間ですね。ここのところの調子は10点満点中何点でしたか？＜スケーリング・クエスチョン＞

> うーん…8点 — 患者

医療者 — 8点、わるくない点数ですね。
どんなことから8点とわかるのですか？

> 娘に会えたし、家事をしてもらって家も綺麗になったし — 患者

医療者 — せっかく娘さんが来られたので…、もしも9点になったら、その1点分は何が違うでしょう？

> 娘がつくってくれるご飯をもっとたくさん食べられる…かな — 患者

医療者 — 少食なのは、お口に合わないから？

> そんなことないですよ。娘がいる日は下痢でトイレにこもらなくていいように… — 患者

医療者 — それで食事を控えたと。でも娘さんのお料理ですもんね…。下剤はお休みしますか？

スケーリング・クエスチョンにより患者の現状認識を確認し、患者自身も現状が"意外と"わるくないことに気づいたことで、下剤調整という主体的なゴール設定につなげることができました。

34 Chapter 1 使える！心理療法のエッセンスと実践

[参考文献]
- 若島孔文, 長谷川啓三：よくわかる短期療法ガイドブック, 金剛出版, 2000
- テリー・ピショー, イボンヌ・M・ドラン：解決志向アプローチ再入門：臨床現場での効果的な習得法と活用法, 三島徳雄（訳）, 金剛出版, 2008

[お勧め文献]
- 森　俊夫, 黒沢幸子：森・黒沢のワークショップで学ぶ解決志向ブリーフセラピー, ほんの森出版, 2002
  ➡ 基本的な考え方から順を追って学ぶことで、質問などのスキルの意図が掴めます。

Case

50代男性、血液透析患者
1年前、腎硬化症の診断で血液透析を導入しました。現在では透析条件も安定し、シャントトラブルもなく、治療としては経過良好です。しかし、患者は倦怠感を繰り返し訴えます。透析担当医は抑うつを懸念して、心療内科に紹介しました。

＜外来1＞
医療者：今日はありがとうございます＜コンプリメント＞
　　　　心療内科と聞いて驚かれました？

患者：　いえ、透析の先生には導入前からいろいろとお世話になっているので…

医療者：ちなみに最近だとどのような困り事が多いかお聞きしてもいいですか？
　　　　＜リソース探し＞

患者：　体が重だるいんです。透析が始まった頃はむしろ楽になったと思ったのですが、最近疲れがとれなくて。仕事も透析もない日曜日はよく寝るようにしているし、あとは透析条件くらいだと思うので看護師さんに言うのですが、とり合ってもらえないどころかこころの問題にされちゃって。
　　　　そんなはずないんです、透析が始まる前のほうが仕事はよっぽど忙しかったですし、家族もそっとしておいてくれますから…

医療者：そうでしたか。せっかく私のところに来てくださったので、変わった質問を一つしてもよいでしょうか。もし奇跡が起きて今の悩みが一晩にしてすべて解決したら、翌朝その奇跡にどう気づきますか？＜ミラクル・クエスチョン＞

患者：　奇跡が起きて治るんだったら苦労しませんよ笑

医療者：そうですよね、すみません変なことを聞いて。でもこの症状がなければどんなにいいだろうとずっと思ってこられたんですよね。もしなくなったら、たとえば日曜日どんな1日を過ごされるか想像して教えていただきたいのです

患者：　朝すんなり布団から出られたときにまず「奇跡だ！」と思うでしょうね

医療者：なるほど。ご家族の反応はどうでしょう？

患者：　妻は驚くと思います。「あれ、早いね。おはよう」とかですかね

医療者：それから？

患者：　「久しぶりにテニスに行ってみる？」と言ってくれるかもしれません

医療者：おお、テニスですか

患者：　毎週通っていた教室があるんです。そこに妻と行き気持ちよく汗を流します

医療者：その帰りはどうされますか？

患者：　買い物に寄ります。買ってきた食材で家族に料理を振る舞うと思います

医療者：日曜の夕方のスーパーですね。何を買いましょう？

患者：　妻を呼び止めてちょっといいステーキ肉をカートに入れるかもしれません

医療者：一緒には歩かれないのですか？

患者：　僕がこうなってから歩くのが遅くて嫌なのか、妻はすたすた先に行きます

医療者：なるほど。お肉をご覧になってなんと仰るでしょうね

患者：「腎臓にわるくないの？」ですね。透析が始まってから食事制限は前ほど厳しくないのに決まって言うんです。子どもは喜んで「パパ大好きー！」かな
医療者：あはは笑。では、皆でステーキを食べて、その後は？
患者：風呂に入って、テレビはあまり観ずに寝るかな。久々によく眠れそうです
医療者：時間の関係でここまでにさせていただきますね。今日お話になったことのなかで一つ、今までやっていなかったことを始めるとしたらどれがいいと思われますか？ 絶対に失敗しない、小さなことがいいのですが<ゴール設定>
患者：妻と買い出しに行くことならできると思います
医療者：どこに行って、何を買いますか？
患者：スーパーに行って、いい肉を買います
医療者：イメージトレーニングばっちりですね。あと課題をもう一つ。「また起きたらいいな」と思う出来事を見つけて次回報告してください<観察課題>

＜外来2＞
医療者：前回から今回までの間はいかがでしたか？
患者：ステーキやりましたよ
医療者：おお！ どうやって買ったのですか？<コンプリメント、例外探しの質問>
患者：スーパーで僕がカートを押して歩くようにしたんですよ。すると妻が驚いて。いつも僕が退屈そうに見えたから早く帰らないとと焦っていたのだそうです
医療者：カートを率先して押されたのがよかったのですね<コンプリメント>
　　　　やる気は態度で見せるのが一番伝わるというのは、私たちの領域でもよくいわれていることなんです<課題の理由説明>
　　　　もっとやってみましょう<Do More 課題>
患者：次のメニューを考えないといけませんね。妻の機嫌もよくなるからいいか
医療者：喜ばれたと思いますよ。ちなみにだるさのほうはいかがですか？
患者：あ、そんなに気になりません

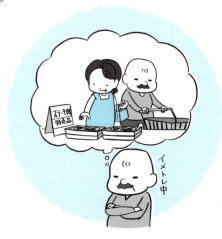

外来では、以上のような解決志向アプローチを意識した面接を数回行いましたが、患者から倦怠感を訴えることはなくなり終結となりました。その後も透析中の医師の回診や看護師・栄養士との面談の際に自ら観察課題を報告されるようになりました。

[解 説]

　患者は主治医に勧められたので仕方なく心療内科外来を受診しました。すでに起きている変化を止めることはしたくないので、生育歴などは聞かず、変化が起きやすい初回面接のうちに課題まで出しました。

　ミラクル・クエスチョンを通じて、患者の心理的苦痛が見えてきました。倦怠感に圧倒され、「病気のせいでずっとテニスもできないし好きなものも食べられない。家庭でも職場でも全くあてにされていない」と、例外の見えない状態にあったようです。

　課題を通じて家族というリソースも味方につけ、未来に対し自信がついてくるうちに、倦怠感への対処（休息し過ぎず適度な活動を取り入れるなど）が自然と身に付いたようです。

動機づけ面接

POINT

- ☑ 動機づけ面接では好ましくない行動（考え）を正すのではなく、好ましい行動（考え）を育てます。
- ☑ 好ましくない行動をやめたい、でもやめたくないという両価性に注目し、扱います。
- ☑ 是認（褒める）をすることで患者との関係性構築、好ましい行動の強化が促進されます。
- ☑ 指示・命令ではなく、聞き返しを用いて患者のなかにある動機を引き出していきます。

動機づけ面接のエッセンス

- 動機づけ面接は、**変化への動機づけを患者のなかから引き出し、強める**ためのカウンセリングスタイルです。

■ 患者の「両価性」に注目する

- 非がん疾患の患者の多くは、好ましくない行動（たとえば喫煙や飲酒）を「やめたい（変わりたい）」という気持ちと「やめたくない（変わりたくない）」という両方の気持ちをもっており、これを**両価性**といいます。
- 思春期などに、朝「起きなきゃ」、でも「もう少し寝ていたい」と両価的な思いを感じたことは誰しもあるのではないでしょうか。
- 患者が話す好ましい（変わりたい）発言を**チェンジトーク**、好ましくない（変わりたくない）発言を**維持トーク**といいます（表1）。

■ "正す"のではなく"育てていく"スピリッツ「PACE」

- 動機づけ面接では、医療者が患者の好ましくない行動を正そうとすればするほど、

表1　チェンジトークと維持トーク

チェンジトークの例	維持トークの例
• タバコを減らしたほうがよいことは知っている • タバコ数本くらいなら減らせるかな • 休肝日をつくったほうがいい • 禁酒会に電話してみます • ちゃんと通院しないと体調がわるくなる	• タバコを吸っても長生きしている人はいる • 禁煙は無理です • お酒を飲まないとぐっすり眠れない • 禁酒会に参加するほどではない • 仕事が忙しくてなかなか受診できない

その行動は維持されやすくなると考えます。

- 朝、母親に「いいかげんに起きなさい！」と大声で怒鳴られたら、「今起きようと思ってたのに！ 起きる気なくなったし、もう少し寝よう」ってなりませんでしたか？
- 医療者は、患者の好ましくない行動を見つけると、それを（医療者が思う）正しい方向に修正したくなります（これを「**正したい反射**」といいます）。
- 一方、動機づけ面接では、医療者は好ましくない行動を正すのではなく、患者が**自分自身の変わりたい気持ちに気づく、変わりたい気持ちを育てていくように**関わります。
- 動機づけ面接における医療者の関わりのあり方（スピリッツ）は、「Partnership（協働）」、「Acceptance（受容）」、「Compassion（コンパッション）」、「Empowerment（エンパワメント）」の頭文字をとって「**PACE**」と呼ばれます（**表2**）。

表2　動機づけ面接のスピリッツ「PACE」

スピリッツ	解　説
Partnership （協働）	• 医療者と患者は同じ立場でともに協力して問題解決に取り組みます • 患者が自分自身で問題解決に向かうことに役立ちます
Acceptance （受容）	• 患者そのものやその考えを尊重します • 患者が言ったことを理解しようと努め、できるだけ医療者の判断を入れずに、それを伝え返します • 患者が安心して自分の気持ちを表現することができるようになります
Compassion （コンパッション）	• 患者の生活・健康・生き方などがよりよいものになることを目的とするという医療者の姿勢です
Empowerment （エンパワメント）	• 患者のなかにある「変わりたい」という気持ちや「変われる」という自信を力づけていきます • 患者が自分自身で問題解決に向かうことに役立ちます

■ 動機づけ面接の基本スキル「OARS」

- 動機づけ面接で医療者が用いる基本スキルは、こちらも**表3**に示す頭文字をとって「**OARS**」としてまとめられています。

◆ Open question：開かれた質問
- 開かれた質問は、話を広げたり、新たな情報を得るためにとても有用なスキルです（**表4**）。

◆ Affirming：是認
- 是認をするためには、まず目線を合わせて、相づちを打ったりして、患者が発言してくれたことを大切にしている気持ちを伝えます。
- 是認にはいくつかの方法があります（**表5**）。

◆ Reflecting：聞き返し
- 聞き返しには単純な聞き返しと複雑な聞き返しの2種類があります（**表6**）。
- 単純な聞き返しは、患者が言ったことをそのままの表現で、もしくは少し表現を変えて返します。
- 複雑な聞き返しは、患者が言ったことを踏まえて、医療者が患者の考えや価値観を想像し、その内容を返します。これは後述の「Summarizing：要約」につながる場合もあります。

表3 動機づけ面接の基本スキル「OARS」

Open question	開かれた質問
Affirming	是認
Reflecting	聞き返し
Summarizing	要約

表4 閉じた質問と開かれた質問

閉じた質問の例	開かれた質問の例
禁煙はできていますか？	タバコを減らすのにどんな工夫をしていますか？
お酒をやめたことはありますか？	お酒を少しでも減らせたのはどんなことがよかったのでしょうか？
しんどいのに受診しなかったのですか？	受診されたときはどのように考えて受診しようかなと思われたのですか？
酸素は吸わなかったのですか？	酸素を吸ったときに少しでもいいなと思えたことにはどんなものがありましたか？

05 | 動機づけ面接　41

表5　是認の方法

是認の方法	例	
非言語的な是認	• 適度な相づち • アイコンタクト	• 穏やかな表情 • 感心した表情（目を見開くなど）
感嘆を用いた是認	• 「おお」 • 「へえー」 • 「なるほどー」	
発言するという行為そのものへの是認*	• 「教えてくださりありがとうございます」 • 「話してくれて嬉しいです」	
好ましい行動やチェンジトークへの是認	• 「今日はよく来院してくださいました」 • 「禁煙についてよくご存じですね」 • 「ご家族のために健康に気をつけておられるなんて家族思いなんですね」	

* ：この場合、維持トークのときにも使用できる。

表6　単純な聞き返しと複雑な聞き返し

患者の発言	単純な聞き返し	複雑な聞き返し
• タバコを減らしたほうがいいことは知っている	• タバコを減らしたほうがいいことは知っている • 禁煙したほうがいいと知っている	• タバコは健康によくないと思っている
• 休肝日をつくったほうがいい	• 休肝日をつくったほうがいい • お酒を飲まない日があったほうがいい	• 体のことを少しは気にしている
• ちゃんと通院しないと体調がわるくなる	• ちゃんと通院しないと体調がわるくなる • 体調を整えるためにできたら通院したほうがいい	• これからの生活のためにも通院は必要だと感じている

「聞き返し」のコツ

その1　聞き返しはとくに患者がチェンジトークをしたときに積極的に行うことで、患者が自身の変わりたい気持ちに気づくことができるようになります。

その2　聞き返しのときに語尾を上げてしまうと、質問のように感じられたり批判のニュアンスが出ることがあるため、語尾を下げるのがコツです。

その3　患者がチェンジトークと維持トークの両方を話した場合は、維持トークを先にして、「一方で」とつなげてその後にチェンジトークをもってくるように聞き返しを行います。

　　　例：患者「体によくないのはわかってるんですが、つい毎晩飲んでしまう」
　　　　　→医療者「毎晩お酒を飲んでしまう、一方でお酒が体にあまりよくないことはご存知でいらっしゃる」

その4　チェンジトークを聞き返すときには少し弱めて聞き返すのがコツです。

　　　例：患者が「禁煙頑張っています」と話した場合、医療者が「タバコを吸わ

ずに頑張っておられる」のように強めに聞き返してしまうと、患者から「いや、まったく吸っていないわけではないので…」と自分のチェンジトークを弱めるような発言が出てきやすくなります。「少しはタバコを減らせるように努力しておられる」と少し弱めに聞き返すことで、患者は医療者の聞き返しを受け入れやすくなります。

◆ Summarizing：要約

- それまでの話をまとめることで、「矛盾を明確化する」、「話題を転換する」といった役割があります。

「要約」のコツ

その1　矛盾を明確化するためには、それまでに出たチェンジトークと維持トークを要約し（＜維持トーク＞、"一方で"＜チェンジトーク＞の順）、患者に自身のなかに変わりたい気持ちがあることに気づいてもらうようにします。

その2　実際の診察では、チェンジトークが次々に出てくる患者ばかりではないため、維持トークばかりが続くときには少し要約し、話題を転換することもあります。

どう実践するか

▶ Scene 1　なかなか禁煙できないCOPD患者

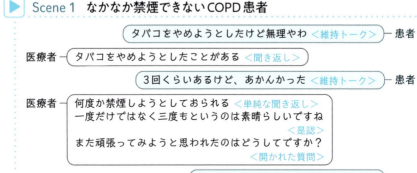

05 ｜ 動機づけ面接　43

| 医療者 | お子さんのためにもまだまだ健康でいないといけない
<複雑な聞き返し> |

| | そやな…。禁煙は無理かもしれへんけど、
本数減らしてみようかな<チェンジトーク> | 患者 |

この例では、患者にとって禁煙がどのような価値（＝子どものため）があるのか
を想像しながら複雑な聞き返しをしています。

▶ Scene 2　ついつい間食をしてしまう糖尿病性腎症患者

| | ついついお腹が減ったときにお菓子を食べてしまう
<維持トーク> | 患者 |

| 医療者 | いつもの食事について教えてくださり
ありがとうございます<是認> |

| | 朝昼晩は野菜を増やすようにしてるんやけどね
<チェンジトーク> | 患者 |

| 医療者 | おお<是認>
野菜を使ったお料理を増やしておられる<単純な聞き返し> |

| | そうそう、サラダとか<チェンジトーク> | 患者 |

| 医療者 | へー<是認>
サラダを<単純な聞き返し> |

| | サラダはカロリー少ないと思うんやけどな。
血糖はよくならない<維持トーク> | 患者 |

| 医療者 | なかなか血糖改善にまでは至っていない、
一方で、食事のカロリーに気をつけている
<複雑な聞き返し→要約> |

| | 体重も落としたほうがいいみたいやし
<チェンジトーク> | 患者 |

| 医療者 | なるほど<是認>
体重も減らしたほうが糖尿病にもいいし、
たぶん腎臓にもよさそう<複雑な聞き返し> |

| | これ以上薬も増やしたくないし、
食事療法もう少し頑張ってみます<チェンジトーク> | 患者 |

この例では、こまめに是認を入れて関係性を構築しています。また、両価性を意
識した聞き返し/要約をしています（<維持トーク>、"一方で"、<チェンジトー
ク>）。

Scene 3　なかなか禁酒できないアルコール性肝疾患患者

患者：一度飲みだすと記憶がなくなるまで飲み過ぎてしまう　＜維持トーク＞

医療者：飲み出すと止まらなくなるが飲まない日も少しはある　＜複雑な聞き返し＞

患者：外来の前の日とか

医療者：へー＜是認＞
外来の前は飲まないときもある＜単純な聞き返し＞

患者：外来前に飲むと血液検査がわるくなりそうなので　＜チェンジトーク＞

医療者：血液検査、つまりお体のことも少しは心配　＜複雑な聞き返し＞

患者：肝臓がわるくなっていると言われているので　＜チェンジトーク＞

医療者：たまには飲むのを休むと、少しは肝臓も元気になる　＜複雑な聞き返し＞

患者：お腹に水もたまっているみたいやし、肝臓も休ませてやらなあかんねんやろうな＜チェンジトーク＞

この例では、チェンジトークの聞き返しは少し弱めている（「少しは」）のに注目してください。

［お勧め文献］
- 清水隆裕：外来で診る"わかっちゃいるけどやめられない"への介入技法：動機づけ面接入門編，メディカルサイエンスインターナショナル，東京，2022
  ⇒ 訳書ではなく日本の臨床現場で実践している著者により書かれているので、最初に読むにはベストな本だと思います。とくに後半の技法の解説はとてもわかりやすいのでお勧めです。

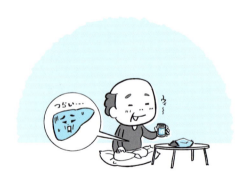

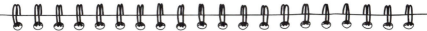

Case

70代男性、特発性肺線維症患者
2年前に特発性肺線維症と診断されました。1年前から抗線維化薬を開始しました。しかしその後も徐々に病状悪化し、SpO_2 が90%以下になるため2ヵ月前から在宅酸素療法を開始しました。外来には携帯用酸素ボンベを付けずに来院していました。

＜外来1＞
患者： 酸素は吸っていない。先生からは吸ったほうがいいと言われたけど、とくに息苦しくないし、近所の目もあるし＜維持トーク＞
医療者：正直に教えてくださりありがとうございます＜是認＞
症状もあまり感じないので酸素は吸っていない、一方で、少しは吸ったほうがいいかもと感じている＜複雑な聞き返し、要約＞
患者： 体の酸素が足りなくなると心臓に負担がかかると言われている
＜チェンジトーク＞
医療者：心臓に負担をかけないように＜単純な聞き返し＞
患者： 肺もわるいのに、心臓までわるくなったら困るしな＜チェンジトーク＞
医療者：これ以上わるくなったらやりたいこともできなくなってしまう
＜複雑な聞き返し＞
患者： 散策もしたいしな。長時間歩くときだけでも酸素を使ってみようかな
＜チェンジトーク＞

＜外来2＞
医療者：今日は酸素を付けてくださっていますね＜是認＞
患者： 病院来るときは付けておこうと思って＜チェンジトーク＞
いつもじゃないんやけど＜維持トーク＞
医療者：毎回使えるわけではない、一方で、ときどきは酸素を使用しておこうと
＜単純な聞き返し＞
患者： そうね。買い物とかで長く歩くときとかは使ってるかな＜チェンジトーク＞
医療者：おお＜是認＞
ほかにはどんなときに使うことがありますか＜開かれた質問＞
患者： うーん、散歩するときとかかな。まあ、吸っているときのほうが酸素が下がらないみたいやし＜チェンジトーク＞

外来では、以上のような動機づけ面接を意識したやり取りを継続したところ、患者は酸素を使用してくれるようになりました。

解 説

　この患者はもともと自身の意見を強くもっており、医療者の意見とぶつかることがあったため、酸素の必要性を医療者から押しつけるよりは、動機づけ面接のエッセンスを使用して患者から酸素使用の動機づけを引き出すことにしました。
　会話のなかで医療者は「こうしなさい」、「こうするべきだ」といった指示・命令を

していません。患者のなかには「酸素を吸いたくない」という気持ちだけでなく、「酸素は吸ったほうがいい」という気持ちもあったため（両価性）、後者の気持ちを育てるように関わりました。

　この患者では複雑な聞き返しを用いたことで、「心肺機能の低下を予防することで趣味である散策を続ける」という、酸素を使用する動機（理由）が患者から出てきたことが診療上の重要なポイントでした。

問題解決療法

POINT

- 問題解決療法は問題解決のプロセスに着目し、患者の問題解決スキルを向上させることで、ストレスへの対処能力を高め、QOLの維持・向上を目指すアプローチです。
- 問題解決療法では、問題志向性と問題解決スキルの両面に働きかけることで、患者の問題解決能力の向上を目指します。
- 指示・命令ではなく、聞き返しを用いて患者のなかにある動機を引き出していきます。

問題解決療法のエッセンス

- 問題解決療法は、**問題-目標-解決方法-実行**の全体構造を理解し、定式化を行い、その機能していない部分を機能させることです。
- 具体的には、**基本的な問題**（「真」の問題）、**状態目標**（行動することで得られる状態）、**行動目標**（解決策）というステップを経て問題解決に取り組みます。
- たとえば、「自分らしく治療に取り組み続けられるか心配」という基本的な問題に対しては、「体力をつける」という状態目標を設定し、「ラジオ体操を週2回する」、「1日10分は身体を動かす」などの行動目標を立てるというステップが考えられます。

■ 慢性疾患患者の心理社会的問題と問題解決療法の役割

- 慢性疾患を抱える患者は、身体的な症状だけでなく、**病気の予後への不安、家族や医療者との人間関係のストレス、治療に伴う経済的負担**など、多岐にわたる問題に直面しています。
- これらの問題は、患者のQOLを大きく損ない、時には治療へのアドヒアランスにも影響を及ぼします。そのため、医療現場では患者の身体的ケアだけでなく、心理社会的な問題にも目を向け、包括的な支援を提供することが求められています。

48　Chapter 1　使える！心理療法のエッセンスと実践

- こうしたなかで近年注目を集めているのが、認知行動療法の一技法である問題解決療法です。
- 問題解決療法は、**問題解決のプロセスに着目し、患者の問題解決スキルを向上させる**ことで、**ストレスへの対処能力を高め、QOLの維持・向上を目指すアプローチ**です。

問題解決療法の理論的背景

- 問題解決療法は、問題解決の心理プロセスに基づいた介入技法です。
- 人は日常生活のなかでさまざまな問題に遭遇します。それらの問題に効果的に対処するためには、問題解決のスキルが不可欠です。
- **問題解決のプロセスには5段階ある**といわれています（**表1**）[1]。この一連のプロセスを適切に遂行することで、問題解決が効果的に行われると考えられています。
- さらにNezuらは、問題解決のプロセスを、**問題志向性**（problem orientation）と**問題解決スキル**（rationale problem-solving skill）の2つの要素に分けて捉えています（**表2**）[2,3]。
- 問題解決療法では、問題志向性と問題解決スキルの両面に働きかけることで、患者の問題解決能力の向上を目指します。

問題解決療法の技法

- 問題解決療法では、問題解決の5段階のプロセスに沿って**表3**のような技法が用いられます。
- これらの技法を用いる際には、**患者との協働的な関係性の構築**が不可欠です。
- 医療者は、患者の話に耳を傾け、共感的な態度で接しながら、問題解決のプロセスをサポートします。また、患者の強みや資源を見出し、それらを問題解決に活かすことも重要です。
- 問題解決療法は、**比較的短期間で効果が得られる**構造化された介入法であり、心理の専門家でない医療者でも一定のトレーニングを受ければ実施可能です。このため、多忙な医療現場において非がん患者のこころのケアを提供するうえで、現実的な選択肢の一つとなります。
- 問題解決療法を非がん患者に適用する際には、以下の点に留意が必要です。

06 | 問題解決療法 **49**

表1　問題解決の5段階プロセス

1	問題の定義 (problem definition and formulation)	問題を明確に定義し、解決すべき課題を特定します
2	解決策の産出 (generation of alternatives)	可能な解決策を幅広く生成します
3	意思決定 (decision making)	生成された解決策のなかから、最も適切なものを選択します
4	解決策の実行 (solution implementation)	選択した解決策を実行に移します
5	解決策の評価 (verification)	実行した解決策の効果を評価し、必要に応じて修正を加えます

［文献1）より作成］

表2　Nezuらによる問題解決のプロセス

問題志向性 (problem orientation)	・問題に直面した際の認知的・情動的な反応傾向を指します ・たとえば、問題を脅威ではなく挑戦として捉えられるか、問題解決に対する自己効力感をもてるかなどが関わります
問題解決スキル (rationale problem-solving skill)	・問題解決の具体的な方法、すなわち表1の5段階のプロセスを遂行する能力を指します ・問題志向性は問題解決の成否に大きな影響を与えるため、ポジティブな問題志向性を育むことが重要とされます

［文献2）より作成］

表3　問題解決の技法

問題の明確化	・患者が直面している問題を特定し、具体的に定義します ・その際、問題の背景や影響範囲、患者の感情なども探索します
目標設定	・解決すべき問題に対して、現実的で達成可能な目標を設定します ・目標設定には、SMARTゴール［Specific（具体的）、Measurable（測定可能）、Achievable（達成可能）、Relevant（適切でふさわしい）、Timed（期限が設定されている）］の基準が用いられます
解決策の創出	・ブレーンストーミングを用いて、できるだけ多くの解決策を生成します ・解決策のよしあしは判断せず、アイデアを自由に出し合うことが重要です
解決策の評価と選択	・生成された解決策について、その利点と欠点、実行可能性、期待される効果などを吟味します ・そのうえで、最も適切と思われる解決策を選択します ・解決策を選択したら、それを実行に移すための行動計画を作成します
解決策の実行とモニタリング	・選択した解決策を実行に移し、その効果を観察します ・解決策の実行は段階的に行うことが推奨されます ・実行後はその効果を評価し、必要に応じて解決策の修正や新たな解決策の検討を行います

Chapter 1 使える！心理療法のエッセンスと実践

- 患者の抱える問題の性質や重症度に応じて、介入の内容や時間配分を柔軟に調整することが求められます
- 患者の身体的状態や治療スケジュールに配慮しながら、介入の時期や頻度を設定する必要があります
- 問題解決療法を単独で実施するだけでなく、他の心理社会的介入や薬物療法と組み合わせることで、より効果的な支援につなげることも重要です

どう実践するか

- 問題解決療法は、もともとうつ病患者に対する心理療法として開発されました。しかし現在では、がん患者をはじめとするさまざまな疾患の患者に適用されています。非がん患者においても、問題解決療法は有用なアプローチです。

▶ Scene　生活コントロールが難しい慢性腎臓病 (CKD) 患者

慢性疾患患者は、疾患管理や日常生活のさまざまな場面で問題に直面します。たとえばCKD患者は、食事療法や運動療法の実践、血糖コントロールなど、自己管理に関する問題を抱えることが多いです（詳細はChapter 2-03参照）。問題解決療法では、これらの具体的な問題を取り扱うことができます。

医療者 ― 最近の体調はいかがですか？
お薬の飲み忘れなどはありませんか？

薬は飲めているんですが、食事療法が思うように続けられなくて…。外食が増えると、どうしても塩分をとり過ぎてしまって。運動も全然できていません ― 患者

医療者 ― 食事管理や運動習慣を続けるのは簡単ではありませんよね。そんなときは問題解決の方法を一緒に考えてみるのも一つの手です。問題解決療法というアプローチがあるんです

問題解決療法とは何ですか？ ― 患者

医療者 ― 問題解決を5つのステップに分けて進めていく方法です〈心理教育〉
1）問題を明確化する
2）具体的で達成可能な目標を立てる
3）解決策をたくさん出す
4）解決策のよしあしを比較検討する
5）実行し、振り返る
まずは、今一番の問題は何だと感じていますか？
〈問題の定義〉

塩分のとり過ぎが気になります。
血圧も上がりがちだし… ― 患者

06 | 問題解決療法　51

医療者 まずは、塩分に関して目標を立ててみましょう。塩分をとることについて何か具体的な目標を立てられるでしょうか？

患者 できるだけ塩分をとらないように次回まで過ごしてきたいと思います

医療者 それでは少し曖昧な目標ですね。具体的に塩分の摂取を減らすにはどのようにしたらいいかご存知でしょうか？

患者 いえ、よくわかっていません…

医療者 それでは、1週間後の次回の面接までに、塩分摂取を減らすための方法を理解することを目標とするのはどうでしょうか？＜SMARTゴールの設定＞

患者 わかりました

医療者 それでは、塩分摂取を減らすための方法を、できるだけたくさん考えてリストにしてもってきてください、できれば10個以上つくってきてください。実際にやれるかどうかは別として、思いついたものはすべて書き出してみてください
＜ブレーンストーミングを促し、ホームワークを設定する＞

■次回の面接にて…

患者 今日は塩分摂取を減らすためのアイデアをリストにしてきました

医療者 それは素晴らしいですね。どのようなアイデアが出たか教えていただけますか？
＜セルフ・エフィカシーに働きかける＞

患者 はい、これです

- 外食の回数を週2回までに制限する
- 調理の際、減塩調味料や香辛料を使う
- 汁物は具だくさんにして汁は残す
- 加工食品のパッケージの塩分量をチェックする
- 間食は塩分控えめなものを選ぶ
- 食事の前にサラダを食べて野菜からとる
- 味噌汁の具を増やして味噌の量を減らす
- 家族に協力してもらい、減塩メニューを取り入れる
- 塩分の代わりにレモンや酢を使う
- 外食先は、薄味メニューのある店を選ぶ

医療者 なるほど、とてもよく考えられたアイデアですね。このなかから、前回お教えしたSMARTゴールに従って、実行可能で効果が高そうな3つを選んでみましょう。どれを選びますか？

52　Chapter 1　使える！心理療法のエッセンスと実践

＞患者
そうですね…。外食の回数制限と、加工食品の塩分チェック、それと家族の協力を得ることから始めてみようと思います

医療者＜
素晴らしい選択だと思います。それでは、この3つを実施し、成功したとしたらどのような状態になるでしょうか？

＞患者
外食先でも薄味メニューを選べるようになったり、買い物でも塩分の少ないものを選べるようになったり、家族も協力してくれるので、塩分摂取量を適切にコントロールし、健康的な食生活を送れていると感じられるのではないかと思います

医療者＜
そうですね。「塩分摂取量を適切にコントロールし、健康的な食生活を送れていると感じられる」を最終的な目標にしましょう＜目標の再設定＞
それを達成するために、3つの解決策を具体的な行動プランに落とし込んでいきましょう
＜行動計画の作成＞

＞患者
そうですね。外食の予定を事前に立て、週2回を超えないように調整します。外食先も薄味メニューのある店をリストアップしておこうと思います。そして買い物のときは、必ずパッケージの栄養成分表示を見て、塩分の少ないものを選ぶようにします。あと、家族の協力を得るために今日帰ったら、家族に私の病気について説明し、減塩の必要性を伝えようと思います。そして、一緒に減塩レシピを探したり、味付けを工夫したりしてもらえるようにお願いしてみます

医療者＜
素晴らしいですね。その行動プランを実行に移せば、必ず目標に近づけるはずです。ただ、いきなり完璧にできなくても気にすることはありません。うまくいかないこともあるかもしれません。そういうときはまた一緒に振り返って、プランを修正していけばいいのです

■さらに次回の面接にて…

医療者＜
この1ヵ月間、塩分摂取量を減らすための解決策を実践してみてどうでしたか？

＞患者
外食の回数を減らし、外食先でも薄味メニューを選ぶようにしました。加工食品を買う際には必ず塩分量をチェックするようにしましたし、家族にも協力してもらって、家での食事も減塩メニューに変わりました

医療者＜
素晴らしい取り組みですね。
全体的な満足度を100点満点で評価すると、何点くらいになりますか？

＞患者
そうですね。最初は大変でしたが、だんだん慣れてきて、今では80点くらいの満足度があります

医療者: 80点は素晴らしい点数ですね。この取り組みをやってみてよかったことは何ですか？

患者: 塩分をとり過ぎないことで、体調がよくなった気がします。血圧も安定してきました。あと、家族と一緒に減塩について考えるようになったのもよかったです

医療者: とてもポジティブな変化ですね。一方で、やってみて難しかったことはありましたか？

患者: 外食先で薄味メニューを見つけるのが大変なときもありました。あと、最初は味付けが薄く感じて、物足りなさを感じることもありましたね

医療者: そういった難しさは誰もが経験することです。でも、それを乗り越えられたからこそ、今の満足度につながっているのだと思います。これからも完璧を目指す必要はありません。困難があっても、それを一つずつ乗り越えていく過程が大切です。いつでも一緒に振り返り、解決策を考えていきましょう

患者: はい、ありがとうございます。自分のペースで、これからも健康的な食生活を続けていきたいと思います

生活習慣改善をテーマとした問題解決療法では、生活習慣を改善したことで得られる状態を具体的にイメージできないので、問題の定義や目標設定が曖昧になってしまうことが多いです。そこでこの例のように、まずは問題が解決することでどのような状態になるかをイメージするために、具体的な解決策を調べてきてもらうことからスタートしたほうがよい場合があります。

具体的な解決策とそれを行うことで得られる状態を明確にできれば、それらを組み合わせることで一段階抽象的な目標設定をしてもらいます。この事例の場合は減塩という領域で目標設定していますが、ここで設定した抽象的な目標は、減塩の目標が達成された後でも、他の生活習慣改善の目標を設定することが可能になります。

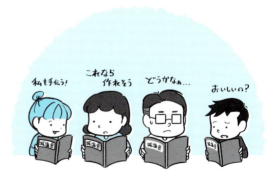

結果を評価する際には、この事例のように主観でよいので、満足度を点数で表現してもらうと成果を具体的に感じることができ、次の問題解決への動機づけが高まります。

もし問題解決の具体的な成果が出なかったとしても、困難だったことを報告してもらうことが次の問題解決のヒントになることがあるので、それについて話し合うようにしましょう。

[引用文献]

1) D'Zurilla TJ, Goldfried MR：Problem solving and behavior modification. J Abnorm Psychol. 1971；78:107-26.
2) Nezu AM, et al：Helping Cancer Patients Cope：A Problem-solving Approach, American Psychological Association, 1998
3) Nezu AM, et al：Problem-solving Therapy：A Treatment Manual. Springer Publishing Company, 2013

[お勧め文献]

● 平井　啓，本岡寛子：ワークシートで学ぶ問題解決療法：認知行動療法を実践的に活用したい人へ実践のコツを教えます，ちとせプレス，2020
　➡ 問題解決療法の各ステップについて、事例を交えながら丁寧に説明されており、臨床現場ですぐに活用できるワークシートも豊富に提供されています。問題解決療法を学ぶうえでとても有用な一冊です。

Chapter 2

非がん疾患の
心理過程とその対応

心不全

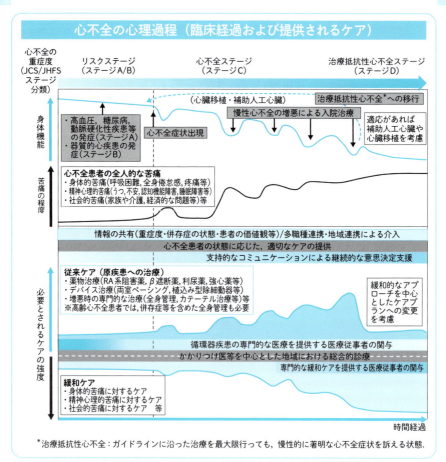

[厚生労働省：循環器疾患の患者に対する緩和ケア提供体制のあり方について，2018．https://www.mhlw.go.jp/content/10900000/000347907.pdf（アクセス年月日：2025年3月15日）より引用］

> **POINT**
> - ☑ 心不全とは、心臓がわるいため、呼吸困難やむくみが起こり、だんだんわるくなり、生命を縮める病気と定義されています。
> - ☑ 心不全には抑うつや認知機能障害が高頻度に合併します。
> - ☑ 心不全の病期に応じて、各種ストレス、精神・心理症状、心理社会的問題などに対処することが重要です。
> - ☑ 心不全の症状と、精神疾患や心身症の症状を明確に弁別することはとても困難です。
> - ☑ 高強度の精神心理的治療や介入を行う際には、心不全診療に主に携わる医師や多職種はもちろん、メンタルヘルスの専門家とも密にコミュニケーションを図りながら、安全で効果的な介入を検討しましょう。

心不全の概要と心理過程

- 2017年、日本循環器学会と日本心不全学会は広く一般向けの定義として「**心不全とは、心臓が悪いために、呼吸困難やむくみが起こり、だんだん悪くなり、生命を縮める病気です**」と発表しました[1]。

■ 心不全の症状と経過

- 心不全は心筋梗塞、不整脈、心筋症、弁膜症、高血圧などの疾患に伴って心臓の機能が低下する状態を指します。
- 心不全はわるくなったり（増悪）、よくなったり（寛解）を繰り返しながら、徐々に心臓の機能が低下していきます。増悪と寛解を繰り返すなかで、突然命を落とすこともあります。また、**一度低下した心臓の機能は、基本的に元に戻りません。**
- 心不全の症状緩和では、**最期まで治癒的治療を継続する**ことが一般的です（**図1**）。

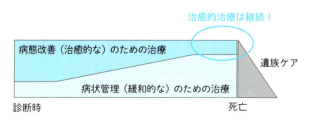

図1 心不全症状緩和のイメージ
［Gibbs JS, et al：Heart. 2002;88 Suppl：ii36-9より作成］

- 心不全の治療やケアのゴールは、**患者の健康寿命を延ばすことと、QOLを保つこと**です。

- 大きな割合を占める高齢心不全患者については、4つの領域（医療、身体的機能、脳機能や情動、社会環境）を適切にマネジメントすることが提案されています[2]。

- そのほか、心不全には起坐呼吸を含む呼吸困難、運動耐容能の低下、疲労・倦怠感、浮腫、腹部膨満感、食思不振、意欲低下、抑うつ、認知機能の低下などの症状があります[3]。

- 65歳未満の心不全患者の36.2%に抑うつが、65歳以上の心不全患者の27.6%に認知機能障害が合併しています[4]。

- 心不全患者の抑うつや認知機能低下は、心不全症状として現れているものか、うつ病や認知機能障害の合併によるものかを見極めることは簡単ではありません[5]。

心不全患者の心理過程 (図2、表1)

- 心不全患者の心理過程を考えるうえで、機序と病期を整理することが大切です。

- 心不全患者は全般的に、多様な複数のストレスを抱えており、ストレスが心疾患や心不全の発症・増悪に影響を与えるため、適切にマネジメントする必要があります[6,7]。

- 心不全患者の多くは「生命」や「死」を意識せざるをえない強いストレス体験を有しているため、**心的外傷への対応を意識した支援**も求められます。

- 心不全の発症や増悪の予防を目的とした疾病管理やセルフケアを実践するためには、一定の理解力や生活力が求められます。そのため、心不全の療養支援ではヘルスリテラシーや生活環境などを考慮することが大切です。

- 救急外来や集中治療室にて加療中の急性期では、強い心不全症状、治療に伴う苦痛、入院に伴う日常生活への影響、病室という特殊環境での生活など、まず目の前の苦痛やストレスを軽減・緩和することが心理支援の基本的な目標となります[8]。

- その後、集中治療室から一般病棟へ移り、自宅退院やリハビリ転院などへと進んでいく回復期・維持期では、心不全の再増悪を防ぐための生活の見直しを図りつつ、社会生活への再適応を進めるなかでさまざまな不安やストレスと折り合いをつけていくことが心理支援の目標となります (図3)[9]。

- 少し長い視点で病期を整理すると、心不全発症前の段階から治療抵抗性心不全の段階に至るまでの経過において、心不全患者はさまざまな喪失体験を経験します。

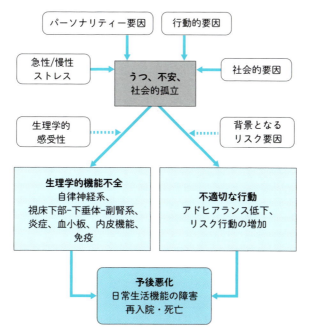

**図2　心不全患者の抑うつ・不安が予後を悪化させる
　　　メカニズム症状緩和のイメージ**
［Moser DK, et al：Curr Cardiol Rep. 2016;18:119より作成］

　主に入院を契機として、心機能や運動耐容能を含む身体機能の低下に伴い、自己肯定感や自己効力感の低下、社会的役割の喪失などの心理社会的な苦痛を強めていきます（図4）[10]。

心不全患者の心理過程に伴う評価と対応

- 呼吸困難や倦怠感などの心不全症状が強い時期には、心身の負荷となりやすい抑うつ・不安・認知機能に関するスクリーニングは避けることが重要です。
- 治療が奏効し、症状が改善したタイミング（たとえば退院が概ね見通せる時期など）を見計らい、心不全に合併しやすい抑うつや認知機能障害のスクリーニングを実施しましょう。

表1 患者が抱えるストレスの具体例

ストレスの種類 （一部例示）	具体例	望ましい対応
Bio　医学的／身体的ストレス（≒身体的な苦痛）		
心血管疾患の症状	疼痛、動悸、呼吸苦、倦怠感、易疲労感、悪心・食思不振、入眠困難など	・セルフコントロール感の喪失や低下への理解 ・適時適切な治療、ケア、配慮
治療に関連する苦痛	口渇、安静、刺入部や術後の疼痛、機器装着に伴う瘙痒や不快感など	
入院に伴う苦痛	寝具の不適合、音や声、光、匂い、行動やプライバシーの制約など	
Psycho　精神・心理的ストレス（≒精神的な苦痛）		
抑うつ症状の自覚	意欲低下、興味関心の低下、食思不振、注意力低下、目標や自信の喪失など	・理解や受容・共感、ノーマライズ ・患者自身のレジリエンスへの信頼を示す ・心臓リハビリテーション ・専門診療科や専門チームへのコンサルテーション
不安症状の自覚	再発や再増悪、社会復帰、自宅生活、転院や入所、経済面など	
恐怖の自覚	胸部の不快感や呼吸困難感などの再発や再増悪、死を連想する症状など	
身体的・認知的な機能の低下の自覚	安静や過負荷回避に伴う筋力低下、治療や入院に伴う認知機能低下など	
Social　社会的ストレス（≒社会的な苦痛）		
退院に伴う不安や負担	医療者の保護下からの解除、移動手段、荷物搬出、会計、天候など	・理解や受容・共感、ノーマライズ ・患者自身のレジリエンスへの信頼を示す ・ストレスの原因探索ではなく解決を重視する ・心臓リハビリテーション ・継続的な支援や相談の窓口の確立
自宅療養への（再）適応	医療者の不在、自宅生活への再適応、セルフケア、急変時対応など	
社会復帰に伴う不安	移動や負荷、周囲の理解や配慮、給与や待遇、休暇、遂行能力など	
転院、入所などの新しい環境への適応	新規環境への適応、職員や他患者・他入居者の理解、生活全般など	
食事に伴う不安や負担	買い物、調理、摂取、片付け、保存、宅配食の受け取りや味など	
睡眠に関連する変化や不安	介護ベッドの配置や寝心地、浅眠や中途覚醒、気温や湿度など	
排泄に関連する変化や心理的負荷	トイレへの歩行や移動、排泄補助具の使用、介助に伴う気遣いなど	
役割の変化や喪失	退職、退任、家事の遂行、金銭管理、家族の介護、子どもの世話など	
移動手段の変化や適応	運転の禁止、新たな移動手段の活用、交通機関内での体調不良など	
立場の変化や喪失	自立生活から要支援者への変化、在宅チームの訪問など	

［文献7）より引用］

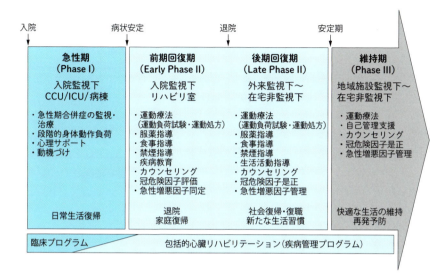

図3 中期的な病期分類における疾病管理プログラムの流れ

［Izawa H, et al：Circ J. 2019；83：2394-8より作成］

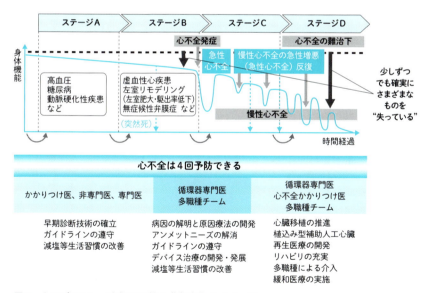

図4 心不全ステージ進展に伴う"喪失"のイメージ

［文献10）より改変］

> **キーワード「レジリエンス」**
> ストレスや困難から立ち直る力を指します。レジリエンスが強い人は、失敗や逆境を乗り越えやすいとされています。楽観的な考え方や問題解決能力、周囲の支えなどによって高めることが可能です。トラウマやストレスへの対処法として、心理療法や教育の場で活用され、精神的な健康を維持するために重要な要素とされています。

■ 抑うつ

- 心筋梗塞や狭心症をはじめとする冠動脈疾患患者に対してPHQを用いた抑うつのスクリーニングを行うことが本邦のガイドラインなどで推奨されています(図5)[1,6,9]。PHQは心不全患者にも全般的に使用されることの多いスクリーニングツールです。
- 入院後期の病棟、または退院後の外来やリハビリテーションなどの場面で、心疾患に多く合併する症状のスクリーニングであることを説明し、患者の同意を得てから実施しましょう。
- 心不全をはじめとする慢性身体疾患患者の抑うつに対しては、英国国立医療技術評価機構(NICE)の診療ガイドラインに基づく段階的ケアモデルが推奨されてい

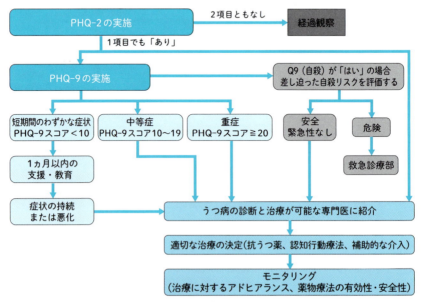

図5　PHQを用いた抑うつのスクリーニング

[Lichtman JH, et al：Circulation. 2008;118:1768-75より作成]

表2 心不全患者のうつ病に対する段階的ケア

	介入の対象症状	介入の内容	介入の主たる職種*
ステップ4	• 重症で複雑なうつ病 • 生命の危機 • 高度の自己ネグレクト	• 薬物療法 • 高度に集中的な心理療法 • 電気けいれん療法 • 危機介入 • 上記を組み合わせた治療 • 入院を含む精神科専門職による治療	• 精神科医
ステップ3	• 中等症～重症のうつ病 • 初期介入に反応しなかった軽症～中等症うつ病 • 持続する閾値下抑うつ	• 薬物療法 • 高度に集中的な心理療法 • 上記を組み合わせた治療 • 多職種協働での介入 • 精神科専門職への紹介	• 公認心理師 • 精神看護専門看護師（リエゾンナース） • 精神科医
ステップ2	• 軽症うつ病 • 持続する閾値下抑うつ**	• 軽度の心理社会的介入 • 心理療法 • 薬物療法 • 精神科専門職への紹介を検討	• 認定看護師（心不全の場合、慢性心不全看護認定看護師）あるいはこれに準ずる看護師
ステップ1	• すべての抑うつ症状	• スクリーニングアセスメント • 支持的対応 • 心理教育 • 積極的な観察 • 精神科専門職への紹介を検討	• 患者に関わるすべての医療従事者

*本邦の医療体制に照らして想定される介入職種
**閾値下抑うつ：抑うつ症状を有するが、うつ病の診断基準を満たさない状態

［National Institute for Health and Care Excellence, 2009 より作成］

ます（**表2**）[6]。

キーワード「自己ネグレクト」

身だしなみや健康管理を放置する状態を指します。食事をとらない、入浴しない、医療を受けないといった行動が特徴です。とくに、うつ病の症状として現れることが多く、無気力や関心の低下が原因となることが一般的です。重度になると生活が破綻し、健康被害や社会的孤立につながるため、早期の支援や介入が求められます。

■ 不安

• 心不全患者が訴える不安の多くは、日常生活への再適応や病状の進行・増悪に関するものです。まずは患者の心情に理解と共感を示しながら、これらの不安を感じることは通常の反応であることを伝え、そのうえで患者の理解や認識に沿った情報提供や心理教育を行いましょう。

64 Chapter 2 非がん疾患の心理過程とその対応

- 緊張が強い場合には、**漸進的筋弛緩法（PMR）**（Chapter 3-10参照）などのリラクセーションも効果的です。外来やリハビリテーションなどでの定期的な観察や声かけを行い、必要時に援助希求できるよう、窓口や体制を設けるとよいでしょう。

■ 睡眠障害

- 心不全患者にはしばしば睡眠障害が認められます。なかでも睡眠呼吸障害は心不全に合併すると双方を増悪させる要因となりますので、診療ガイドラインに沿った適切な治療が必要です。

- 睡眠の質の低下や概日リズムの乱れなども多くみられますので、適切な睡眠衛生指導や環境調整を行いつつ、必要に応じて不眠症に対する認知行動療法（CBT-I）の導入を検討しましょう。

- **図5**で専門医への紹介を要すると判定される場合には、メンタルヘルス専門科に対する患者や家族の抵抗感に十分に配慮しながら、**今のこころのつらさを和らげること、心不全の再発や増悪を予防すること**の2つを目的とすることを丁寧に説明し、受診を勧めましょう。

> **キーワード「CBT-I（Cognitive Behavioral Therapy for Insomnia）」**
> 不眠症を改善するための認知行動療法です。睡眠に関する誤った思い込みを修正し、生活習慣を見直すことで、薬に頼らずに睡眠の質を向上させることを目指します。具体的には、寝る時間を一定にする、寝床でスマホを使わない、「眠らなければ」と焦らないといった方法があります。とくに慢性的な不眠に対して有効とされています。

■ 認知機能障害

- 心不全患者のボリュームゾーンは高齢者であり、せん妄を含む認知機能障害は身近な併存症です。本邦のガイドラインでは、高齢心不全患者の認知機能評価としてMMSE、MoCA、Mini-Cogが提案されています[9]。

> **キーワード「MoCA（Montreal Cognitive Assessment）」**
> 軽度認知障害（MCI）を発見するための検査です。記憶、注意力、言語、視空間認知などを総合的に評価します。30点満点で採点され、26点未満の場合は認知機能低下の可能性があるとされます。Mini-Cogより詳細な分析が可能で、認知症の早期診断や進行の追跡に活用されています。

> **キーワード「Mini-Cog」**
> 短時間で認知機能を評価するテストです。3つの単語を記憶する、時計を描く、最初の単語を思い出す、という3つの課題を行い、認知症の徴候を判断します。簡便ながら検出率が高く、病院や介護施設で認知症の早期発見に活用されています。より詳しい診断を行うには、追加の検査が必要となります。

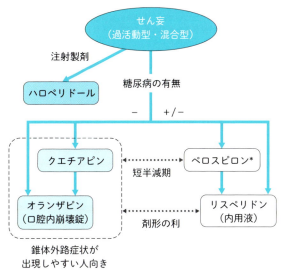

図6 せん妄に対する薬物療法のアルゴリズム
[日本総合病院精神医学会せん妄指針改訂班, 2015 より改変]

- 心不全に合併する認知機能障害において臨床上とくに問題となる場面としては、**せん妄への対応、患者本人の意思決定能力の評価、疾病管理とセルフケアの実践**があげられます。
- せん妄は急性期に多くみられ、本邦のガイドラインでは薬物療法による治療アルゴリズムが提案されています（図6）[6]。
- 治療や療養に関する意思決定支援の場面では、患者本人の残存機能および病前からの意向や意思を可能な限り考慮し、本人の推定意思に基づく代理意思決定と並行して検討することが重要です（図7）[8]。
- 植込み型除細動器（ICD）の作動は、心身に強い苦痛を伴うことが少なくありません。そのため、人生の最終段階においては、本邦のガイドラインで示された話し合いのプロセスに沿って除細動機能の停止を検討することができます（図8）[6]。
- 認知機能障害を有する心不全患者の疾病管理やセルフケアについては、本人の自尊感情へ留意しつつ、家族によるサポートや社会資源の活用も考慮することが肝要です。

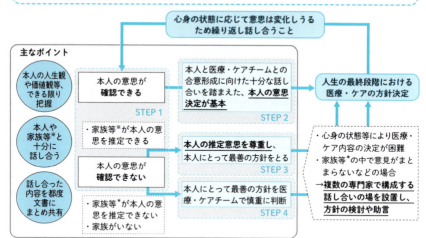

* 本人が自らの意思を伝えられない状態になる可能性があることから、話し合いに先立ち特定の家族等を自らの意思を推定する者として前もって定めておくことが重要である。
* 家族等には広い範囲の人（親しい友人等）を含み、複数人存在することも考えられる。

図7 「人生の最終段階における医療・ケアの決定プロセスに関するガイドライン」に基づいた決定プロセス

［厚生労働省：令和5年度人生の最終段階における医療・ケア体制整備事業：研修配布資料より引用］

[引用文献]

1) 日本循環器学会ほか：2021年JCS/JHFSガイドラインフォーカスアップデート版：急性・慢性心不全診療. https://www.j-circ.or.jp/cms/wp-content/uploads/2021/03/JCS2021_Tsutsui.pdf［アクセス年月日：2025年1月12日］
2) Gorodeski EZ, et al：Domain management approach to heart failure in the geriatric patient: present and future. J Am Coll Cardiol. 2018；71：1921-36.
3) Bozkurt B, et al：Universal definition and classification of heart failure：a report of the Heart Failure Society of America, Heart Failure Association of the European Society of Cardiology, Japanese Heart Failure Society and Writing Committee of the Universal Definition of Heart Failure：Endorsed by the Canadian Heart Failure Society, Heart Failure Association of India, Cardiac Society of Australia and New Zealand, and Chinese Heart Failure Association. Eur J Heart Fail. 2021；23：352-80.
4) Heidenreich PA, et al：2022 AHA/ACC/HFSA Guideline for the Management of Heart Failure：a report of the American College of Cardiology/American Heart Association Joint Committee on Clinical Practice Guidelines. Circulation. 2022；145：e895-1032.
5) Rustad JK, et al：Diagnosis and treatment of depression in patients with congestive heart failure：a review of the literature. Prim Care Companion CNS Disord. 2013；15：PCC.13r01511.
6) 日本循環器学会ほか：2021年改訂版循環器疾患における緩和ケアについての提言. https://www.j-circ.or.jp/cms/wp-content/uploads/2021/03/JCS2021_Anzai.pdf［アクセス年月日：2025年1月12日］
7) 庵地雄太：退院時におけるストレスマネジメントは"自律支援"の構築. 心臓リハ 2023；29：209-13.

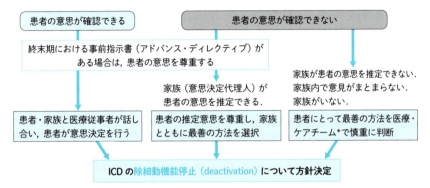

図8 人生の最終段階（終末期）におけるICDの除細動機能停止決定への話し合いのプロセス

ICD：植込み型除細動器，DNAR：do not attempt resuscitation
［日本循環器学会/日本心不全学会：2021年改訂版循環器疾患における緩和ケアについての提言．https://www.j-circ.or.jp/cms/wp-content/uploads/2021/03/JCS2021_Anzai.pdf（アクセス年月日：2025年1月20日）より許諾を得て転載］

8) Hollenberg SM, et al：2019 ACC expert consensus decision pathway on risk assessment, management, and clinical trajectory of patients hospitalized with heart failure：a report of the American College of Cardiology Solution Set Oversight Committee. J Am Coll Cardiol. 2019；74：1966-2011.
9) 日本循環器学会ほか：2021年改訂版心血管疾患におけるリハビリテーションに関するガイドライン．https://www.j-circ.or.jp/cms/wp-content/uploads/2021/03/JCS2021_Makita.pdf［アクセス年月日：2025年1月12日］
10) 日本循環器学会：脳卒中と循環器病克服第二次5ヵ年計画：ストップCVD（脳心血管病）健康長寿を達成するために．
https://www.j-circ.or.jp/cms/wp-content/uploads/2023/03/JCS_five_year_plan_2nd_20230227.pdf［アクセス年月日：2025年1月12日］

Case

50代男性、致死性不整脈に対してICD治療を受ける慢性心不全患者

最初の入院は、仕事中に失神し、救急搬送されたときでした。各種検査にて、致死性不整脈を伴う心筋症と診断され、薬物療法とICDの植込みを行って自宅退院となりました。その後も、不整脈の発現に伴うICDの作動、心筋症の悪化に伴う腎機能障害などでたびたび入院加療をしています。今回の入院もICD作動に伴うもので、内服薬の調整と身体の水分量の調整のため人工透析を行っています。入院中のある日、透析中に本人が意識のある状態でICDが作動しました。このとき患者は過去に経験したことのない強い衝撃と痛みを感じ、透析中であったこともあり、生命の危機を感じるほどの恐怖体験となりました。それ以降、再発の恐怖感から透析室へ行くことができなくなり、心不全や腎不全が少しずつ悪化していきました。自分自身の恐怖感のために治療が進まず、医療者に迷惑をかけていることや退院の目途すら立たずに家族に申し訳ない思いが募り、徐々に焦りが強くなってきました。主治医や看護師もさまざまな工夫で患者の恐怖感を和らげようと試みましたが、透析室へたどり着くことはできず、患者と相談し、心理支援を導入することとなりました。

＜対応＞

　心理職は最初に、心理支援の目的は「透析室へ行けるようになること」ではなく、患者が感じている恐怖感や焦燥感を和らげることであることを伝えました。心不全患者の多くは精神・心理的な介入や支援に抵抗感があるため、心理支援の目的が心不全治療の延長線上にあることを丁寧に説明することで、患者の安心感を担保しました。これにより、患者は透析室でICDが作動したときのことを、徐々に話してくれるようになりました。

　恐怖体験を話すなかで心拍数の上昇や呼吸困難などのパニック症状を認めることが予想されたため、あらかじめ病棟の看護スタッフには面談中のモニター心電図や酸素飽和度などのバイタルサインの監視を依頼し、心身の負荷がかかり過ぎないように細心の注意を払い、合間にリラクセーションを挟みながら、患者の思考と感情を整理していきました。

　患者の認知モデル（図9）が概ね整理できた段階で、今回の恐怖体験で形成された「透析室＝意識下でのICD作動＝耐え難い苦痛・死」という認知のゆがみについて、どのように修正していくかを患者と話し合い、自律訓練法（Chapter 3-09参照）によるリラクセーションと系統的脱感作法を用いることにしました。また、主治医と相談して不整脈の発現を最大限抑えるための薬物療法の強化も並行して進めました。

　そして、病室から透析室への道程に休息できるポイントを設けました。適宜、主治医や看護師にも同伴してもらい、不安や恐怖が高まりやすいポイントで安心感を担保しながら、少しずつ透析室へと近づき、2週間ほどで無事に透析を実施することができました。

　その後、透析中のICD作動はなく、無事に自宅退院することができました。

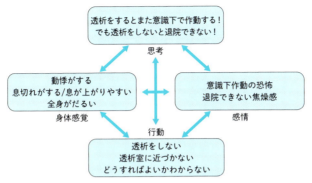

図9 患者の認知モデル

> キーワード「系統的脱感作法」
> 1950年代に精神科医のWolpeが開発した認知行動療法の一つです。恐怖や不安を感じる場面について、リラクセーションを組み合わせながら弱い刺激から徐々に慣らしていく行動療法的アプローチです。

[解説]

　この症例はICD作動後、持続的な呼吸困難が発現し、透析前に増悪するという経過をたどっていました。当初、主治医や看護師は透析が行えていないことによる体内の水分量の増加が原因と考え、どうにか透析へ行けるよう「説得」を重ねました。後から振り返れば、不安や恐怖に由来する呼吸困難であることがわかりますが、臨床では心不全・腎不全の代表的な症状の一つである呼吸困難を弁別することは容易ではありません。

　呼吸困難は、心不全症状の代表的なものの一つではありますが、心理支援の対象となる症状でもあります。臨床では、動悸、呼吸困難、倦怠感、睡眠の質の低下など、心不全症状とうつ病、不安症、心身症の症状の弁別が困難な場面を多く経験します。これらの症状や患者の苦痛について対応する際は、心不全治療に携わる医師や看護師、多職種はもちろん、メンタルヘルスの専門家とも適宜コミュニケーションを図りながら、エビデンスに基づく安全かつ効果的な心理支援を行うことが重要です。

Chapter 2 02
慢性呼吸器疾患

A COPD

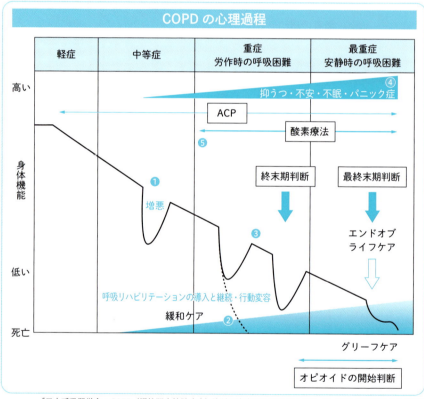

[日本呼吸器学会：COPD（慢性閉塞性肺疾患）診断と治療のためのガイドライン2022〔第6版〕より改変]

02 | 慢性呼吸器疾患 — A. COPD **71**

POINT

- ☑ COPD患者には、抑うつ、不安、不眠がよくみられます。
- ☑ 繰り返す呼吸困難発作を認めた場合はパニック症の有無を確認しましょう。
- ☑ Ⅱ型呼吸不全の患者にはベンゾジアゼピン系薬の使用は避けましょう。
- ☑ 呼吸リハビリテーションには心理療法としての側面もあるため、活用しましょう。
- ☑ 好機を逃さずアドバンス・ケア・プランニング（ACP）を行いましょう。

COPDの概要と心理過程

■ 病状の進行過程

- COPDはタバコ煙を主とする有害物質を長期に吸入曝露することなどにより生じ、呼吸機能検査で気流閉塞を示す呼吸器疾患です。
- 徐々に身体機能は低下していきますが、その過程で**COPDの増悪、細菌性肺炎な**どの**感染症、気胸、CO_2ナルコーシス**といった病態で病状が急激に悪化することがあります（❶）。
- 急激な病状の悪化から回復することもあれば、時にそのまま亡くなってしまうこともあります（❷）。
- 亡くならなかった場合も、病状悪化前よりも呼吸状態やADLが低下することが多いです（❸）。
- 病状悪化、回復を繰り返す場合、患者・家族とも「前回も乗り越えたし、今回も大丈夫だろう」と病状を楽観視することもしばしばあります。

■ 病状に伴う心理過程

- 日常的に呼吸困難などの症状が持続し、できることが減ってくると気持ちが落ち込んできます（❹）。
- 強い呼吸困難発作を経験すると、「また呼吸困難が出たらどうしよう…」といった**不安も出現する**ようになってきます（❹）。
- 進行したCOPD患者の**抑うつ**は37〜71%、**不安**は51〜75%の患者に生じると報告されています[1]。
- COPD患者の**パニック症**の有病割合は一般人口の10倍と報告されています[2]。

- COPD患者の呼吸困難や不安を含む悪循環は図1のような認知モデルを想定すると理解しやすくなります[3]。
- 進行したCOPD患者の**不眠症**の有病割合は55〜65%と報告されています[1]。
- 病状が進行すると、日常生活・通院のサポート、酸素機器の管理といった**介護負担**が家族にのしかかり、バーンアウトしてしまうこともあります。

酸素療法に対する反応

- COPDが進行し、低酸素血症をきたすようになると、**酸素療法**が必要になってく

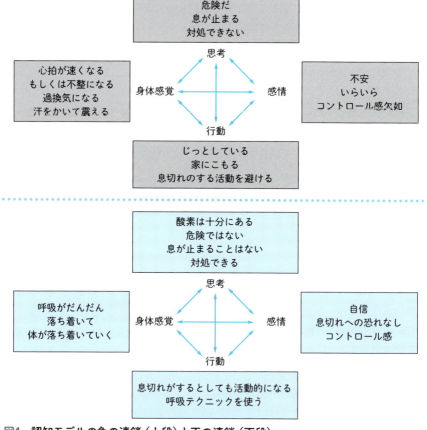

図1　認知モデルの負の連鎖（上段）と正の連鎖（下段）

02 | 慢性呼吸器疾患 — A. COPD　73

ることがあります（**5**）。

- 医学的には酸素療法は必要な治療であっても、患者にとっては病状悪化の象徴であり、否認から酸素療法を希望しない患者もいます。
- 酸素ボンベを持ち運んだり、経鼻カニュラといった酸素共有デバイスを装着していると、近所の人の目が気になるという人も多いです。

> **キーワード「否認」**
> 心理的防衛機制の一つ。人がつらい、不快、または受け入れがたい現実に直面したときに、一時的に不安やストレスから逃れるために、無意識にその事実を認めず、無視することでこころを守る仕組み。

Column

① 呼吸困難に対する破局的思考

　呼吸困難に対する破局的思考とは、呼吸困難の経験をネガティブに捉える傾向のことです。具体的には、反芻（息苦しさのことばかり考える）、無力感（息苦しさをコントロールできないと考える）、拡大視（息苦しさの脅威をより強く感じる）といった概念が含まれます。

　COPD患者では、不安の感受性が高いこと、抑うつの傾向が高いこと、自己効力感が低いことと関連し、呼吸リハビリテーションによって改善することが知られています[4]。破局的思考が強くなると、本来の呼吸困難がさらに大きく感じられ、患者にとってより苦痛な症状になることは想像にかたくありません。

　表1にあげたような発言が認められたときには、破局的思考がある可能性を考え、最も実施可能性の高いと考えられる呼吸リハビリテーションを検討します。認知行動療法（破局的思考に気づき、思考を変えてみる）、マインドフルネス（あるがままの呼吸困難に気づく）といった専門的アプローチも可能なら検討してみましょう。

COPD 患者の心理過程に対する評価と対応

■ 抑うつ

◆ 評価

- 進行COPD患者の4～7割に抑うつがあることを念頭に置いて、質問されても抵抗の少ない、食欲、不眠について定期的に確認してスクリーニングをしておきます。
- 日常診療において一般医療者がCOPD患者の抑うつを評価するのに、**PHQ-9**が便

74 Chapter 2 | 非がん疾患の心理過程とその対応

表1 呼吸困難に対する破局的思考の例

重要概念	例
反芻	• 息苦しさが消えるかどうか、ずっと気にしている • 息苦しさが消えることを強く望んでいる • 息苦しさについて考えないようにすることはできないと思う • どれほど息苦しいかということばかり考えてしまう • 息苦しさが止まってほしいということばかり考えてしまう
無力感	• 息苦しさのせいでもう何もできないと感じる • 息苦しさはひどく、決してよくならないと思う • 息苦しさは恐ろしく、息苦しさに圧倒されると思う • 息苦しさにこれ以上耐えられないと感じる • 息苦しさを弱めるために私にできることは何もないと思う
拡大視	• 息苦しさがひどくなるのではないかと怖くなる • 以前に息苦しかったときのことばかり考えてしまう • 息苦しさのせいで何かひどいことが起きるのではないかと思う

利です（表2）。「全くない＝0点」、「数日＝1点」、「半分以上＝2点」、「ほとんど毎日＝3点」として総スコア（0〜27点）を算出し、10点以上のときには抑うつがあると判断します。

- 抑うつと不安の両方を評価するときにはHospital Anxiety and Depression Scale（HADS）も便利な評価ツールです。抑うつ尺度7点以上、不安尺度7点以上が一般的なカットオフ値とされています。

◆ 対応

- **呼吸リハビリテーション**：COPD患者の抑うつを改善させることが報告されていますので、依頼可能な施設であればリハビリテーション部門に依頼をします。
- **心理療法**：抑うつに対する心理療法として**認知行動療法**、**マインドフルネス**などがあげられます。施設に心理療法を実施可能な部門（精神科・心療内科・心理部門など）があれば依頼をします。

> キーワード「認知行動療法」（Chapter 1-01参照）
> - 認知行動療法はいくつかの介入を合わせたパッケージ治療です（表3）。
> - リラクセーション法：漸進的筋弛緩法（Chapter 3-10参照）、自律訓練法（Chapter 3-09参照）などがあり、患者が続けることができそうなものを選択し、治療者自身も習熟しておくと患者にも説明がしやすくなります。
> - 認知再構成法：表4に示したようなカラムを患者と一緒に埋めていく協働作業を行いますが、最終的には患者自身で記録する、もしくは頭で考えることができるようにします。

表2 PHQ-9日本語版（2018）

この2週間、次のような問題にどのくらい頻繁に悩まされていますか？	全くない	数日	半分以上	ほとんど毎日
（A）物事に対してほとんど興味がない、または楽しめない	☐	☐	☐	☐
（B）気分が落ち込む、憂うつになる、または絶望的な気持ちになる	☐	☐	☐	☐
（C）寝つきがわるい、途中で目が覚める、または逆に眠り過ぎる	☐	☐	☐	☐
（D）疲れた感じがする、または気力がない	☐	☐	☐	☐
（E）あまり食欲がない、または食べ過ぎる	☐	☐	☐	☐
（F）自分はダメな人間だ、人生の敗北者だと気に病む、または自分自身あるいは家族に申し訳がないと感じる	☐	☐	☐	☐
（G）新聞を読む、またはテレビを見ることなどに集中することが難しい	☐	☐	☐	☐
（H）他人が気づくぐらいに動きや話し方が遅くなる、あるいは反対に、そわそわしたり、落ち着かず、普段よりも動き回ることがある	☐	☐	☐	☐
（I）死んだほうがましだ、あるいは自分を何らかの方法で傷つけようと思ったことがある	☐	☐	☐	☐

あなたが、いずれかの問題に1つでもチェックしているなら、それらの問題によって仕事をしたり、家事をしたり、他の人と仲よくやっていくことがどのくらい困難になっていますか？

全く困難でない	やや困難	困難	極端に困難
☐	☐	☐	☐

［Muramatsu K, et al：Gen Hosp Psychiatry. 2018;52:64-9，村松公美子：新潟青陵大院臨心理研2014;7:35-9 より作成］

キーワード「マインドフルネス」（Chapter 1-02参照）
- マインドフルネスは、「今、この瞬間の体験に意図的に意識を向け、評価をせずに、とらわれのない状態で、ただ観ること」と説明されます。
- 一般的に「未来」を心配し過ぎると不安になり、「過去」にとらわれることで後悔して気持ちが落ち込むので、今この瞬間の体験に意識を向ける習慣をつけていくことが気持ちの安定に役立ちます。
- 呼吸困難（息切れ）などの症状の多くは、本来の症状に「自分ではどうしようもできない」、「この症状はずっと続いて自分を苦しめる」、「タバコを早くやめていたら」といった考えが加わってより苦痛を強めてしまいます。
- マインドフルネスができるようになると、本来の呼吸困難（息切れ）などの症状を正確に捉えることができるようになるため、症状の軽減が得られます。
- 患者自身に実践してもらう方法として、マインドフルネス呼吸エクササイズがあります（Column②参照）。

Chapter 2 非がん疾患の心理過程とその対応

表3 認知行動療法に含まれる要素の例

項　目	解　説
心理教育	悪循環を示した認知モデルと認知行動療法についてわかりやすく説明する
リラクセーション法	漸進的筋弛緩法、呼吸法（腹式呼吸など）、自律訓練法などがある
口すぼめ呼吸	呼吸困難の症状緩和に用いられる。呼吸リハビリテーションに依頼すると指導してもらえる
認知再構成法	カラムを埋めていくことで、認知・症状・行動・感情のパターンを客観視したり、認知（物事の捉え方）を変えてみることを試みる（表4参照）
行動活性化	行動範囲が狭くなってくると、さらなる肺機能の低下、身体症状への注意集中、自律性の喪失に対する苦悩が起こってくるので、患者に応じてできる範囲で行動・活動範囲を広げるサポートを行う。実臨床では呼吸リハビリテーションに依頼する

表4 認知再構成法

状況	気分	自動思考	根拠	反証	適応的思考	今の気分
そのときの状況	そのときの気分・感情	そのときに浮かんだ考え	自動思考を裏づける事実	自動思考と矛盾する事実	バランスのよい別の考え	考えを変えた後の気分
動くと息がしんどくなるので、ベッド上でじっとしている	落ち込み（80%）	このまま何もできなくなる	肺炎で入院したときもしんどくて寝たきりだった	呼吸リハをした後はトイレまで歩けるようになった	少しずつ体を動かすようにすれば行動範囲も増やせるかもしれない	落ち込み（40%）

- **薬物療法**：うつ病と診断できるような症例では抗うつ薬を使用することがあります（**表5**）。

■ 不安

- 不安の評価にはGAD-7を用いることがあります（**表6**）。「全くない＝0点」、「数日＝1点」、「半分以上＝2点」、「ほとんど毎日＝3点」として総スコア（0〜21点）を算出し、0〜4点が軽微、5〜9点が軽度、10〜14点が中等度、15〜21点が重度です。
- 対応としては、抑うつと同様に心理療法を検討します。
- COPD患者では高用量のベンゾジアゼピン受容体作動薬※の使用によって、入院や死亡の割合が高まることが報告されています[6,7]［※ベンゾジアゼピン系薬だけ

表5 抑うつに対する処方例

セルトラリン（ジェイゾロフト®）	25mg、1回1錠、1日1回夕食後から開始 ※効果不十分なら1週間以上あけて25mgずつ増量可（50mg以上が有効量）、最大量は100mg ※開始1〜2週後に食欲低下・悪心が出現することがあるため、投与開始2週間はモサプリド（ガスモチン®）5mg、1回1錠、1日3回毎食後を併用
エスシタロプラム（レクサプロ®）	10mg、1回1錠、1日1回夕食後から開始 ※効果不十分なら1週間以上あけて20mgに増量可、最大量は20mg ※開始1〜2週後に食欲低下・悪心が出現することがあるため、投与開始2週間はモサプリド（ガスモチン®）5mg、1回1錠、1日3回毎食後を併用
ミルタザピン（レメロン®/リフレックス®）	15mg、1回0.5錠、1日1回眠前から開始 ※日中の傾眠をきたすことがあるため、0.5錠から開始する ※効果不十分なら1週間以上あけて7.5〜15mgずつ増量、最大量は45mg

表6 GAD-7日本語版

この2週間、次のような問題にどのくらい頻繁に悩まされていますか？	全くない	数日	半分以上	ほとんど毎日
（1）緊張感、不安感または神経過敏を感じる	☐	☐	☐	☐
（2）心配することを止められない、または心配をコントロールできない	☐	☐	☐	☐
（3）いろいろなことを心配し過ぎる	☐	☐	☐	☐
（4）くつろぐことが難しい	☐	☐	☐	☐
（5）じっとしていることができないほど落ち着かない	☐	☐	☐	☐
（6）いらいらしがちであり、怒りっぽい	☐	☐	☐	☐
（7）何か恐ろしいことが起こるのではないかと恐れを感じる	☐	☐	☐	☐

あなたが、いずれかの問題に一つでもチェックしているなら、それらの問題によって仕事をしたり、家事をしたり、他の人と仲よくやっていくことがどのくらい困難になっていますか？

全く困難でない	やや困難	困難	極端に困難
☐	☐	☐	☐

［村松公美子：新潟青陵大院臨心理研 2014;7:35-9より引用］

Column

② マインドフルネス呼吸エクササイズ

COPDなどの呼吸器疾患患者の呼吸困難を軽減するのにマインドフルネス呼吸エクササイズが有効であるという報告があります[5]。

患者に以下のような内容が記載された説明文を渡して、実践してもらいます。

- 両足を地面に付けて、足を組まずに座り、手のひらを膝の上に置いてください。
- 目を閉じる、もしくは視線を数cm前にそっと置いてください。
- あなたといすが接している部分、足と地面が接している部分の体の感覚に気づいてください。
- あなたの呼吸に注意を向けてください（呼吸に意識を向けることが難しい場合には、手もしくは足の感覚に注意を向けてください）。
- 両足に感じる地面もしくは床の感覚、もしくは空気が入ったり出たりする流れに気づいてください。両足もしくは呼吸、あなたにとってやりやすいほうに意識を向けてください。
- もし何か考え、感情、体の感覚に意識が向いてしまった場合には、そのことに気づいて、ご自身の両足もしくは呼吸にゆっくりと意識を戻してください。
- もし呼吸困難（息切れ）がある場合には、ばらのにおいを嗅ぐように鼻から4秒かけて息を吸います。次に誕生日ケーキのろうそくを消すときのように口をすぼめた状態で少なくとも8秒かけて口から息を吐きます。この呼吸を3〜5回行います。
- それから、意識を自身の呼吸に戻して、鼻から息を吸って吐いてを繰り返します。
- 練習を終了するときには、再び目を開けて、エクササイズを始める前と比べて、今どのように自分が感じているかに気づくための時間をとります。
- 自分自身のケアのために時間をとったご自身に感謝します。

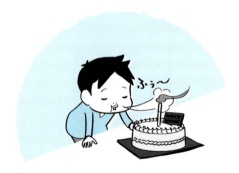

ではなく、非ベンゾジアゼピン系の睡眠薬（ゾルピデム、ゾピクロンなど）も含む、ベンゾジアゼピン受容体に作用する薬剤]。

- II型呼吸不全（動脈血ガス分析で$PaCO_2 \geqq 45\,Torr$）の患者にベンゾジアゼピン受容体作動薬を使用すると、CO_2ナルコーシスを生じるリスクがあるため注意が必要です。
- II型呼吸不全を有するCOPD患者の不安に対する薬物治療としては、抗不安作用も有していると考えられる抗うつ薬を使用することがあります（表5）。

■ パニック症

- 発作性の呼吸困難を繰り返す場合には、パニック症の可能性を考えます。
- パニック症の診断基準を表7に示します。
- 心理療法としては認知行動療法がよく行われます。
- 疾患教育として図1, 2に示すような悪循環モデルを説明するだけで、疾患メカニズムを理解することによって症状が軽減することをしばしば経験します（何だかよくわからない呼吸困難発作が続くと心配にもなりますね）。
- パニック症に対する薬物治療としては、パニック発作時の治療薬とパニック発作を起こさないようにする治療薬とがあります（表8）。

表7 パニック症の診断基準

1) 動悸、心悸亢進、または心拍数の増加
2) 発汗
3) 身震いまたは震え
4) 息切れ感または息苦しさ
5) 窒息感
6) 胸痛または胸部の不快感
7) 悪心または腹部の不快感
8) めまい感、ふらつく感じ、頭が軽くなる感じ、または気が遠くなる感じ
9) 寒気または熱感
10) 異常感覚（感覚麻痺またはうずき感）
11) 現実感消失または離人感
12) 抑制力を失うまたは"どうにかなってしまう"ことに対する恐怖
13) 死ぬことに対する恐怖

また、発作のうちの少なくとも1つは、以下に述べる1つまたは両者が1ヵ月（またはそれ以上）続いている
　（1）さらなるパニック発作またはその結果について持続的な懸念または心配
　（2）発作に関連した行動の意味のある不適応的変化

［文献8）より作成］

80 Chapter 2 | 非がん疾患の心理過程とその対応

表8 パニック症に対する処方例

パニック発作時の治療薬	
アルプラゾラム (ソラナックス®/ コンスタン®)	0.4mg、1錠/回、4時間あけて1日3回まで
ロラゼパム (ワイパックス®)	0.5mg、1錠/回、4時間あけて1日3回まで
パニック発作を起こさないようにする治療薬	
セルトラリン (ジェイゾロフト®)	25mg、1回1錠、1日1回夕食後から開始 ※効果不十分なら1週間以上あけて25mgずつ増量可（50mg以上が有効量）、最大量は100mg ※開始1～2週後に食欲低下・悪心が出現することがあるため、投与開始2週間はモサプリド（ガスモチン®）5mg、1回1錠、1日3回毎食後を併用
エスシタロプラム (レクサプロ®)	10mg、1回1錠、1日1回夕食後から開始 ※効果不十分なら1週間以上あけて20mgに増量可、最大量は20mg ※開始1～2週後に食欲低下・悪心が出現することがあるため、投与開始2週間はモサプリド（ガスモチン®）5mg、1回1錠、1日3回毎食後を併用

■ 不眠症

- 前述のとおり、Ⅱ型呼吸不全患者にベンゾジアゼピン受容体作動薬を使用すると、CO_2ナルコーシスを生じるリスクがあるため注意が必要です。
- COPD患者の不眠症に対してはまずは**睡眠衛生指導を含む非薬物療法**を行います（Chapter 3-12参照）。
- 薬物治療としては、CO_2ナルコーシスのリスクの少ない、メラトニン受容体作動薬、オレキシン受容体拮抗薬を用います（**表9**）。

■ 疾患受容不足

- 疾患受容とは病気を受け入れ、その現実を理解し、それに適応していくプロセスのことです。
- 疾患受容が高い場合と低い場合の例を**表10**にあげます。
- **COPD患者で疾患受容が低いと抑うつが強くなり、QOLが低くなる**ことが知られています。
- 一見すると疾患受容が低い患者にも受容を思わせる発言を認めたり、その逆もあります。

表9 不眠に対する処方例

レンボレキサント (デエビゴ®)	5mg、1回1錠、1日1回眠前から開始 ※効果不十分なら2.5mgずつ増量可、最大量は10mg
スボレキサント (ベルソムラ®)	20mg、1回1錠、1日1回眠前から開始 ※高齢者は15mg、1回1錠を使用 ※アゾール系抗真菌薬、クラリスロマイシンを使用している患者は禁忌
ラメルテオン (ロゼレム®)	8mg、1回1錠、1日1回眠前から開始 ※レンボレキサント、スボレキサントに比べると効果は弱い

表10 疾患受容

疾患受容	発言例
高い	• タバコも吸っていたし、病気になったのは仕方ない • 病気と付き合っていこう • 息苦しくてもできることを探していこう
低い	• 何でこんな病気になってしまったんだ • この息苦しささえなければ • この病気になるまであんなこともこんなこともできたのに

- 患者は病気を受け入れないといけない、でも受け入れたくないという、相反する気持ちをもっていることが多く、このような状態を**両価性**といいます (Chapter 1-05 参照)。
- 疾患受容は患者が自分自身のペースで行っていくことが原則なので、医療者が「受け入れなさい」と強要すること (**直面化**といいます) は望ましくありません。
- 両価性のある状態で医療者が受容を強要すると、一般的には受け入れたくない気持ちが強くなります。
- 受け入れたくない気持ちと受け入れないといけないという両方の気持ちに**共感** (Chapter 3-02参照) しながら、少しずつ受け入れたいと思っている気持ちに焦点を当てて、気づいていってもらう**動機づけ面接**のエッセンスが時に有用です。

アドバンス・ケア・プランニング (ACP)

- COPD患者は肺がん患者よりも人工呼吸管理になることが多く、入院期間が長いことが知られています[9]。
- 一方で、大部分の進行COPD患者は**病院よりも自宅で亡くなりたい**と考えています[10]。

表11 ACPのバリア

- 診断時にCOPDとその予後についての情報が説明されていない
- 患者・家族が将来について話し合うことに慎重である
- 医療者の「患者の希望を奪うのではないか」という懸念
- 医療者の根治主義（病気は治すべきという信念）
- 患者と医療者とのコミュニケーション不足
- 医療者のコミュニケーションスキル不足
- COPDの予後予測が困難である
- 治療担当者が次々と変わる（外来、入院、転院など）
- 医療者に時間がない

表12 ACPのタイミング

- 頻回の急性期治療や入院を繰り返すとき
- 病状悪化を乗り切ったとき
- 在宅酸素療法が必要になったとき
- 非侵襲的人工呼吸器が必要になったとき
- 訪問診療に移行したとき
- 施設入所が必要になったとき
- 日常の家事をこなすのに助けが必要になったとき（介護保険申請時など）

表13 ACPの一例

- 患者の目標、価値観、信条について話し合う
- 現在と将来の病状、可能な治療、目標について話し合う
- 生命維持装置について話し合う
- 現在と将来のケアについての希望を話し合う
- 患者が医療者や大事な人と話し合いができるように促す
- 患者が意思決定できなくなったときの代理意思決定者について話し合う

[Houben CHM：Thorax. 2019;74:328-36より引用]

- COPD患者の希望に沿った医療を提供するためにACPはとても重要です。COPD患者に対するACPのバリアには**表11**のようなものがあげられています。ACPを行うのに適切なタイミングを**表12**に、ACPの内容の一例を**表13**に示します。

[引用文献]

1) Solano JP, et al：A comparison of symptom prevalence in far advanced cancer, AIDS, heart disease, chronic obstructive pulmonary disease and renal disease. J Pain Symptom Manage. 2006; 31:58-69.
2) Smoller JW, et al：Panic anxiety, dyspnea, and respiratory disease：theoretical and clinical considerations. Am J Respir Crit Care Med. 1996;154:6-17.
3) Bove DG, et al：Efficacy of a minimal home-based psychoeducative intervention versus usual care for managing anxiety and dyspnoea in patients with severe chronic obstructive pulmonary disease：a randomised controlled trial protocol. BMJ Open. 2015;5:e008031.

4) Solomon BK, et al：A Breathlessness Catastrophizing Scale for chronic obstructive pulmonary disease. J Psychosom Res. 2015；79：62-8.
5) Liang NC, et al：Mindfulness for those with COPD, asthma, lung cancer, and lung transplantation. Am J Respir Crit Care Med. 2020；202：11-2.
6) Ekstrom MP, et al：Safety of benzodiazepines and opioids in very severe respiratory disease：national prospective study. BMJ. 2014；348：g445.
7) Vozoris NT, et al：Benzodiazepine drug use and adverse respiratory outcomes among older adults with COPD. Eur Respir J. 2014；44：332-40.
8) American Psychiatric Association：DSM-5-TR：精神疾患の分類と診断の手引, 髙橋三郎, 大野　裕（監訳）, 医学書院, 2023.
9) Heffner JE：Advance care planning in chronic obstructive pulmonary disease：barriers and opportunities. Curr Opin Pulm Med. 2011；17：103-9.
10) Detering KM, et al：The impact of advance care planning on end of life care in elderly patients：randomised controlled trial. BMJ. 2010；340：c1345.

[お勧め文献]
- 日本呼吸器学会・日本呼吸ケア・リハビリテーション学会（編）：非がん性呼吸器疾患緩和ケア指針2021, メディカルレビュー, 2021.
  ⇒ COPDを含む非がん性呼吸器疾患の緩和ケアについて、症状からでも、疾患からでも入ることができるまとまった書籍です。

Case

繰り返す呼吸困難発作はパニック症だった
COPDと診断されている70代男性。細菌性肺炎で入院となりましたが、抗菌薬治療により胸部X線で認めた浸潤影、炎症反応ともに改善しました。しかし、呼吸困難の発作を繰り返すようになりました。ナースコールが鳴って看護師が訪室すると、頻呼吸でとても息が苦しそうですが、SpO₂を測定すると平時と大きな変化はなく、胸部聴診上もwheezeの聴取はありませんでした。短時間作用型の気管支拡張薬のネブライザー吸入を行い、そばで付き添っていると10～15分くらいで治まってきます。患者はまた病状がわるくなっているのではないかと心配をしていました。

〈対応〉

　患者のところに行って、じっくり話を聞くと、呼吸困難の発作のときには、動悸がして、汗が出て、意識が遠のき、このまま死んでしまうのではないかと恐怖感があることがわかりました。そして「また次いつこの発作がくるか不安で仕方がない」と話していました。

　パニック発作/パニック症の診断基準（表7）を満たすことを確認し、患者にはCOPDや細菌性肺炎がわるくなっているのではなく、パニック症という病気によって起こっている症状であることを説明しました。また、COPDを有する方には多い病気であることも伝えました。そして、悪循環モデル（図1）を用いて、「なぜこの発作が起きるのか」をわかりやすく説明しました。

　発作時に使用していた短時間作用型β₂刺激薬の吸入は、動悸を悪化させる可能性があったため中止としました。この患者はPaCO₂が高いⅡ型呼吸不全であったため、発作時にベンゾジアゼピン系薬を使用せず、代わりに発作が起きそうと少しでも感じたら、非薬物治療として腹式呼吸＋口すぼめ呼吸を行うことを勧めました。

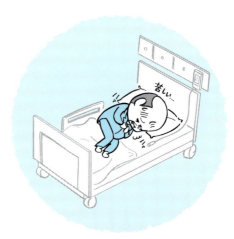

また、発作予防のためにSSRIであるセルトラリンを1回25mg×1錠、1日1回夕食後で開始し、1週間後に1回25mg×2錠、1日1回夕食後に増量したところ、呼吸困難発作は出なくなりました。

［解 説］

COPDを有する患者の繰り返す呼吸困難発作はパニック症である可能性を考えました。「あなたの訴えているつらさは妥当ですよ」というメッセージを込めて、COPDを有する患者にパニック症は多くみられる病気であることを伝えました（一般化）。とにかく怖い症状なので、病気を見える化するためにどのような悪循環で起こっているのかを図に示してわかりやすく説明しました。

Ⅱ型呼吸不全の場合、ベンゾジアゼピン系薬を使用するとCO_2ナルコーシスになるリスクがあったため、使用を控えました。高齢の方でも覚えられる腹式呼吸をリラクセーション法として指導し、自己コントロール感を高めてもらうために、「うまくできていますね」、「ご自身の努力で発作を抑えていますね」と繰り返し伝えました。

セルトラリンについては、「効果が出るまでに最低2週間はかかるので、効果があってもなくても継続して飲んでくださいね」とあらかじめ伝えておきました。

B 間質性肺疾患

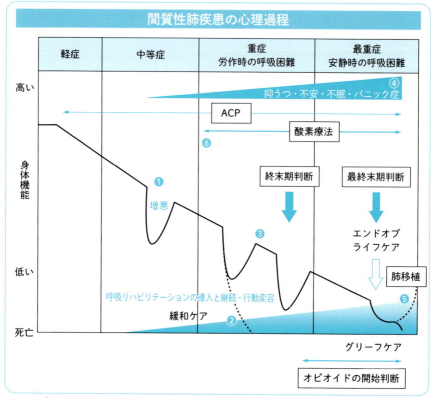

[日本呼吸器学会：COPD（慢性閉塞性肺疾患）診断と治療のためのガイドライン2022〔第6版〕より改変]

POINT

- ☑ 間質性肺疾患患者には、抑うつ、不安、不眠がよくみられます。
- ☑ 呼吸リハビリテーションには心理療法としての側面もあるため、活用しましょう。
- ☑ 好機を逃さずアドバンス・ケア・プランニング（ACP）を行いましょう。
- ☑ 肺移植待機中の患者では終末期の意思決定が複雑になることがあります。
- ☑ コルチコステロイド使用患者では不眠、抑うつに注意しましょう。

間質性肺疾患の概要と心理過程

病状の進行過程

- 間質性肺疾患は、肺の間質 [肺胞隔壁（狭義の肺の間質）と小葉間隔壁、胸膜直下、気管支や肺血管の壁（広義の肺の間質）] の炎症および線維化を主体とする疾患の総称です。
- 代表的なものに、**特発性間質性肺炎**（特発性肺線維症が最も有名）、**自己免疫性間質性肺疾患**（関節リウマチなどの膠原病に合併する間質性肺疾患）、**職業環境性間質性肺疾患**（過敏性肺炎、じん肺）、**医原性間質性肺疾患**（薬剤性間質性肺疾患、放射線肺炎）などがあります（図1）。
- 徐々に身体機能は低下していきますが、その過程で**急性増悪**、**細菌性肺炎**などの**感染症**、**気胸**といった病態により病状が急激に悪化することがあります（❶）。
- 急激な病状の悪化から回復することもあれば、時にそのまま亡くなってしまうこともあり、急性増悪の死亡率は3～8割といわれています（❷）。

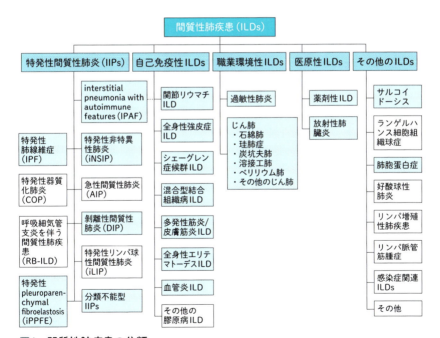

図1　間質性肺疾患の分類
[日本呼吸器学会, 日本リウマチ学会（編）：膠原病に伴う間質性肺疾患診断・治療指針, メディカルレビュー社, 2020より作成]

88　Chapter 2　非がん疾患の心理過程とその対応

- 亡くならなかった場合も、病状悪化前に比べて呼吸状態やADLが低下することが多いです（❸）。

■ 病状に伴う心理過程

- **呼吸困難、咳嗽などの症状が悪化し、それまでできていたことができなくなると気持ちが落ち込んできます**（❹）。
- 病状が進行すると「また息苦しくなったらどうしよう…」、「このままだと動けなくなってしまうのでは…」といった**不安**が出現します（❹）。
- 病状が進行した最終末期であっても、**肺移植**という選択肢が残されていることがあり、亡くなることの受容が難しい場合や治療や療養の場の選択に影響することがあります（❺）。
- 移植後の患者には、「人から命をいただいたのだから、わがままを言ってはいけない」という**気持ちの抑圧**、感染や病状悪化に対する**不安**、家族に負担をかけているという**自責感**が認められることがあります。
- 進行した間質性肺疾患では、**抑うつ**は23%、**不安**は31%の患者に生じると報告されています[1]。
- 間質性肺疾患患者の抑うつは呼吸困難と有意に関連し[2]、特発性肺線維症患者では呼吸困難の悪化が抑うつの悪化に関連することが報告されています[3]。
- 特発性肺線維症患者では**不眠**が約30%に認められると報告されています[4]。
- 間質性肺疾患が進行し、低酸素血症をきたすようになると、**酸素療法**が必要になってきます（❻）。

間質性肺疾患患者の心理過程に対する評価と対応

■ 抑うつ

◆ 評価

- 日常診療において間質性肺疾患患者の抑うつを評価する際は、**PHQ-9**が便利です（前項参照）。

◆ 対応

- **呼吸リハビリテーション**が一部の間質性肺疾患患者の抑うつを改善させることが報告されています。可能な施設であればリハビリテーション部門に依頼します[5]。また、施設に**心理療法**を実施可能な部門（精神科、心療内科、心理部門など）が

あれば依頼します。
- うつ病と診断できた症例では抗うつ薬を使用することがあります（前項参照）。

■ 不安

◆ 評価
- 不安の評価にはGAD-7を用いることがあります（前項参照）。

◆ 対応
- **呼吸リハビリテーション**が特発性肺線維症患者の不安を改善させることが報告されています[5]。可能な施設であればリハビリテーション部門に依頼します。
- 抑うつと同様に**心理療法**を検討します。
- 間質性肺疾患患者でもCOPD患者と同様に、**高用量のベンゾジアゼピン受容体作動薬の使用によって死亡の割合が高まる**ことが報告されています[6]。

Column

① 症状の改善の有無を確認するときのコツ

　抑うつに対する治療を始めた場合には、当然その後の症状改善の有無を確認する必要があります。「体調はいかがですか」、「気持ちの落ち込みはましになっていますか」、「最近はよく眠れていますか」といった質問をすることもありますし、PHQ-9を治療前後で記入してもらい変化を確認することもあります。その際に気をつけたいことを2つお伝えします。

　1つ目は、過剰適応の患者では「一生懸命やってくれている医療者によい報告をしなければ」という思いから実際はあまり改善していないのに、改善していると報告をする可能性があります。普段の診察のときからものわかりがよい患者、何を提案してもYesの患者では注意する必要があります。

　2つ目は、よい報告があったときの反応は控えめにします。「以前よりも夜眠れるようになってきました」と話す患者に対して「よかったですね！ ぐっすり眠れるようになってきているんですね！」と大げさに反応してしまうと、「いや、そこまでではないんですが…」と患者自身が感じている改善をディスカウントしてしまうことが起こりえます。「前より少しは眠れるようになってきているんですね」と聞き返しておくと、こういったことは起こりにくいです（Chapter 1-05参照）。

■ その他

- 不眠症および疾患受容不足は前項「A. COPD」参照。

アドバンス・ケア・プランニング（ACP）

- 本邦の呼吸器内科専門医を対象にした調査で、特発性肺線維症の急性増悪症例でエンド・オブ・ライフディスカッション（EOLD）が家族とのみ行われたケースが34％もあり、急性増悪前にEOLDを行っていたのはわずか23％でした[7]。
- 呼吸器専門医は間質性肺疾患患者とのエンド・オブ・ライフコミュニケーションをより早期に行うべきと考えている一方で、実際にはより終末期に近い時期に実施することが多いことが報告されています[8]。
- 間質性肺疾患患者では肺がん患者と比べて**終末期の意思決定支援、治癒不能であることの説明、挿管・人工呼吸管理についての話し合いの頻度が低い**ことが報告されています[8]。
- ACPのバリア、タイミング、例については同じ慢性呼吸器疾患であるCOPDと共通する内容が多いため、前項「A. COPD」を参照してください。
- 間質性肺疾患では、**肺移植**という選択肢が残されており、移植待機中の患者のなかには臓器提供者が出る可能性にかけて最終末期まで挿管人工呼吸管理を含めた侵襲的な治療を希望する場合もあり、患者・家族の意思決定の過程はより複雑になります。

〔引用文献〕

1) Holland AE, et al : Dyspnoea and comorbidity contribute to anxiety and depression in interstitial lung disease. Respirology. 2014;19:1215-21.
2) Ryerson CJ, et al : Depression and functional status are strongly associated with dyspnea in interstitial lung disease. Chest. 2011;139:609-16.
3) Glaspole IN, et al : Determinants and outcomes of prolonged anxiety and depression in idiopathic pulmonary fibrosis. Eur Respir J. 2017;50:1700168.
4) Bloem AEM, et al : Respiratory and non-respiratory symptoms in patients with IPF or sarcoidosis and controls. Heart Lung. 2023;61:136-46.
5) Luu B, et al : Influence of pulmonary rehabilitation on symptoms of anxiety and depression in interstitial lung disease : a systematic review of randomized controlled trials. Respir Med. 2023; 219:107433.
6) Bajwah S, et al : Safety of benzodiazepines and opioids in interstitial lung disease : A national prospective study. Eur Respir J. 2018;52:1801278.
7) Akiyama N, et al : End-of-life care for idiopathic pulmonary fibrosis patients with acute exacerbation. Respir Res. 2022;23:294.
8) Fujisawa T, et al : Palliative care for interstitial lung disease : a nationwide survey of pulmonary specialists. Respirology. 2023;28:659-68.

Case

薬の副作用からも引き起こされたうつ病
特発性肺線維症の急性増悪で入院した60代女性。酸素化の急激な悪化を認めましたが、コルチコステロイド全身投与で必要酸素量が減り、肺野の陰影も改善してきていました。しかし、入院前よりADLは低下し、トイレに行くだけで呼吸困難が強くなっていました。入眠困難を感じており、倦怠感（とくに午前に強く、夕方に少し改善してくる）、焦燥感も認めていました。

＜評価と対応＞

問診にて、何もやる気が起きないこと、集中力がなくなり、以前は読めていた小説が読めなくなっており、以前は楽しんでいたテレビドラマもただ見ているだけで面白いとも何とも感じなくなっていることがわかりました。

PHQ-9では16点であり、DSM-5-TRの診断基準を満たし、大うつ病と診断しました。病状からくる心身の苦痛とともに、コルチコステロイド全身投与による副作用の可能性も考えました。

患者は精神疾患の診断を受けることに抵抗がありそうだったため、「薬剤の副作用」、「脳の疲れ」という説明を行いました。

コルチコステロイドは漸減予定でしたが、急な中止はできないため、抗うつ薬であるミルタザピン（1回15mg×0.5錠）を1日1回眠前から開始し、翌日の日中の傾眠がないことを確認して、翌日から1錠に増量しました。入眠困難は投与日から改善を認めました。

薬物療法とともに、呼吸リハビリテーションの継続と訪室時に支持的精神療法を意識して対応を行い、4週間後にはPHQ-9も7点まで改善しました。

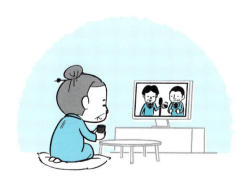

[解 説]

コルチコステロイド治療中に抑うつが生じることはしばしば経験するため、不眠、倦怠感といったうつ病で認められ、かつ日常臨床で質問しても患者に違和感のない症状を定期的に確認していました。

興味・関心の喪失の有無を確認するのに、入院患者であれば、新聞、読書、テレビなどを以前と同様に楽しめるかを確認することが多いです。

精神疾患の診断名に抵抗感の強いことが予想されたため、「こころの問題」から離れた説明を行いました（Column②参照）。

不眠症状が強かったことから、睡眠作用が強いミルタザピンを選択しました（前項の表5参照）。

訪室時には支持的精神療法を意識して、共感、受容、保証を中心とした対応を行いました（表1）。

表1　支持的精神療法のエッセンス

	解　説	使用例
傾　聴	患者の語りにしっかり耳を傾ける（と同時に聴いていることがわかるように示す）	ベッドサイドに座り、目線を合わせて、患者の語りを頷きながら聴く
共　感	患者の気持ちを理解していることを伝える 患者の言葉をそのまま繰り返す方法と、少し表現を変えて繰り返す方法がある	患者　「トイレに行くだけで息が切れて、とてもつらい」 医療者「ほんの少しの動作で息が苦しくなってしんどいのですね」 ※少し表現を変えている
賞　賛	患者自身が誇れる、頑張ったと思えるであろう事柄について褒める	患者　「退職してからはヨーロッパからアジアまで色んな山に登りました」 医療者「色々な国に行っておられたんですね！」 患者　「あの市役所もうちの会社が建てたんや」 医療者「えー、あの建物も○○さんが関わっておられたんですか。すごいなー」 医療者「リハビリの先生から○○さん、とても頑張っておられるとお聞きしましたよ」
保　証	患者の体験が妥当なものであることを伝える 患者にこれからもしっかり関わっていくことを伝える	患者　「酸素を付けてると、そんなにわるくなってるんかと落ち込む」 医療者「○○さんと同じようにおっしゃる方は多いと思います」 家族　「先週までは元気だったのに…」 医療者「急なことでびっくりされていますよね。○○さんがよくなるように主治医としてしっかり治療を進めていくようにしますね」

Column

② 精神疾患の診断をつけられることに抵抗感が強い場合の対応

　精神疾患の診断名を伝えると、「頭がおかしいと周りに思われる」、「私はそんなこころの弱い人間じゃない」といった気持ちから、抵抗感を感じる患者が一定の割合でいます。そのような場合に無理に精神疾患の診断を押しつけると、患者との関係が崩れたり、その後の治療アドヒアランスの低下につながることがあります。

　そのようなときの対応として「間質性肺疾患では気持ちが落ち込む方が4人に1人くらいいると報告されています」のように、"あなただけではなく一般的な症状です"という気持ちを込めて説明を行うことがあります（一般化）。

　また、"こころの問題＜体の問題"ということを強調し、「呼吸困難などのつらい症状が続くと脳の中で体を元気にしたり、やる気を出したり、眠りやすくする物質が減ってきます。その物質を増やす薬があるのですが、使ってみませんか」と説明し、薬物治療につなげていくこともあります。

Chapter 2 03

慢性腎臓病（CKD）

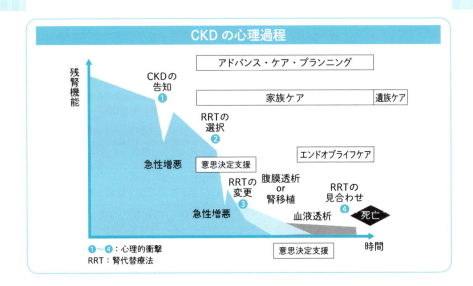

POINT

- ☑ CKDには、その経過で心理社会的要因の影響を大きく受ける心身症的な要素があります。
- ☑ CKDの治療として、腎代替療法（血液透析・腹膜透析・腎移植）があり、それぞれ心理的課題が異なります。
- ☑ 腎代替療法を行わない保存的腎臓療法の選択肢も増えており、腎代替療法を含めた意思決定支援に際しても心理的配慮が欠かせません。
- ☑ 透析医療においてアドバンス・ケア・プランニング（ACP）や共同意思決定（SDM）が注目されています。

CKDの概要と心理過程

■ 病状の進行過程

- 本邦の慢性腎臓病（chronic kidney disease：CKD）の患者数は2,000万人（成人の5人に1人）といわれており、増え続けています。高齢者では2人に1人がCKDです[1,2]。

- CKDは以下のように定義されます[1]。

> ①尿異常、画像診断、血液、病理で腎障害の存在が明らか
> 　とくに0.15g/gCr以上の蛋白尿（30mg/gCr以上のアルブミン尿）の存在が重要
> ②GFR＜60mL/分/1.73m²
> ①②のいずれか、または両方が3ヵ月以上持続する

- CKDの原因として、かつては慢性腎炎症候群（多くはIgA腎症）が最多でしたが、近年は糖尿病や高血圧症などに由来するものが多くなっています[3]。

- 健診が普及している本邦では、健診異常で発見されるCKDが最多です。健診異常で見つかるCKDは、その多くは自覚症状がないため、**継続受診が課題**です。

- 腎機能が悪化すると、体液貯留に伴う症状（**呼吸困難、浮腫**）や尿毒症症状（**悪心、食欲低下、全身倦怠感、皮膚瘙痒感**）などが現れます。また**腎性貧血による労作時呼吸困難**を生じることもあります。

- 冒頭図のように急性増悪を繰り返しながら腎機能が低下するCKDもありますが、急性増悪なく経過し、急激に腎機能が落ちることもあります。

- **ネフローゼ症候群**を伴うと、腎機能が比較的維持されていても、ネフローゼに伴う体液貯留で腎代替療法が必要になることもあります。

- 腎機能が低下し末期腎不全（CKD stage G5）に至ると、**腎代替療法**（renal replacement therapy：RRT）の選択が必要になります（**療法選択**）。

- RRTには大きく透析療法と腎移植の2つの方法があります。さらに透析療法は**血液透析、腹膜透析**に大別され、腎移植は**献腎移植**と**生体腎移植**に大別されます。

- いずれの治療法にもメリット・デメリットがあり（**表1**）[4]、患者・家族とよく情報を共有しながら、その時点での最善のRRTを選択していきます［共同意思決定（shared decision making：SDM）］。

- 近年、CKD患者の高齢化を背景として、RRTを行わない選択肢として保存的腎臓療法（conservative kidney management：CKM）を選択するケースも増えてきています。

96　Chapter 2 非がん疾患の心理過程とその対応

表1 透析療法と腎移植の比較

	血液透析	腹膜透析	腎移植
腎機能	わるいまま (貧血・骨代謝異常・アミロイド沈着・動脈硬化・低栄養などの問題は十分な解決ができない)		かなり正常に近い
必要な薬剤	慢性腎不全の諸問題に対する薬剤 (貧血・骨代謝異常・高血圧など)		免疫抑制薬と その副作用に対する薬剤
生命予後	移植に比べわるい		優れている
心筋梗塞・心不全・脳梗塞の合併	多い		透析に比べ少ない
生活の質	移植に比べわるい		優れている
生活の制約	多い (週3回、1回4時間程度の通院治療)	やや多い (透析液交換・装置のセットアップの手間)	ほとんどない
社会復帰率	低い		高い
食事・飲水の制限	多い (蛋白・水・塩分・カリウム・リン)	やや多い (水・塩分・リン)	少ない
手術の内容	バスキュラーアクセス (シャント) (小手術・局所麻酔)	腹膜透析カテーテル挿入 (中規模手術)	腎移植術 (大規模手術・全身麻酔)
通院回数	週3回	月1〜2回程度	移植後1年以降は 月1回
旅行・出張	制限あり (通院透析施設の確保)	制限あり (透析液・装置の準備)	自由
スポーツ	自由	腹圧がかからないように	移植部保護以外自由
妊娠・出産	困難を伴う		腎機能良好なら可能
感染の注意	必要	やや必要	重要
入浴	透析後はシャワーが望ましい	腹膜カテーテルの保護必要	問題ない
その他のメリット	医学的ケアが常に提供される、本邦で最も実績のある治療方法	血液透析に比べて自由度が高い	透析による束縛からの精神的・肉体的解放
その他のデメリット	バスキュラーアクセスの問題(閉塞・感染・出血・穿刺痛・ブラッドアクセス作成困難) 除水による血圧低下	腹部症状(腹が張るなど) カテーテル感染・異常 腹膜炎の可能性 蛋白の透析液への喪失 腹膜の透析膜としての寿命がある(10年くらい)	免疫抑制薬の副作用 拒絶反応などによる腎機能障害・透析再導入の可能性 移植腎喪失への不安

[文献4) より引用]

■ 病状に伴う心理過程

- CKD患者が経験しうる2つの喪失があります。一つは「**自己腎の喪失**」、もう一つは「**社会的機能の喪失**」です。
- 自己腎の喪失とはその名のとおり、腎機能が徐々に悪化し、腎臓としての機能が果たせなくなることです。
- 一方で、社会的機能の喪失とは、CKDの進行に伴い、さまざまな症状が出てくることによる喪失や、RRTの開始・実施に伴う働き方や趣味・人間関係などの変化のことを指します。
- CKD患者の病状に伴う心理的衝撃は、その経過とともに冒頭図のように分けることができます[5]［あくまで一例で、必ずしもすべてのCKD患者がこのような病の軌跡（illness trajectory）となるわけではありません］。
- 第一の心理的衝撃は「**CKDの告知**」です（❶）。前述のように健診異常で発見されることが多く、自身としては病気の実感がないことがほとんどです。
- 第二の心理的衝撃は「**RRTの選択**（もしくは保存的腎臓療法の選択）」です（❷）。この意思決定には医療者とともに丁寧な時間をかけることが理想ですが、腎機能の悪化のペースが早い場合、急な意思決定を迫られることも少なくありません。
- 第三の心理的衝撃は「**RRTの変更**」です（❸）。いったん始めたRRTの変更が必要になることはしばしば経験します。この場合、いったん適応した治療や生活リズムから、再度変更しなければならず、大きな心理的ストレスとなります。
- 第四の心理的衝撃は「**RRTの見合わせ**」です（❹）。CKD患者のいわゆる終末期の判断はきわめて難しく、できる限りRRTを継続していくのが理想ではありますが、どこかのタイミングで見合わせをしなければならず、患者の意思確認ができない場合には、家族への心理的負担も考慮しなければなりません。
- とくに透析導入が必要となったCKD患者のたどる心理的プロセスとして、春木は図1のように提示しています[6]。
- RRT導入以後も、さまざまな葛藤が生じ、いわゆる「**透析拒否の心理**」が持続する方も少なくありません。
- これらCKD患者の心理を考える学問を「**サイコネフロロジー**」といいます。

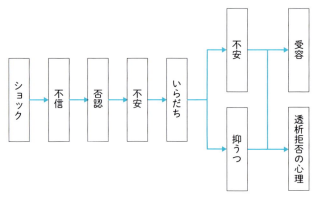

図1 透析導入が必要となったCKD患者のたどる心理的プロセス
［文献6）より引用］

CKD患者の心理過程に対する評価と対応

■ 不安・抑うつ

◆ 評価

- CKD患者は、不安・抑うつの頻度が高く、不安は12〜52%、抑うつは5〜58%に生じるという報告があります[7]。
- 透析患者のうつ病の背景はさまざまであり、**生物学的要因、心理的要因、社会経済的要因**の関与が示唆されています（**表2**）[8]。
- うつ病は、気持ちの落ち込みや不安・焦燥などの精神・心理症状が主体の場合には比較的認識しやすいです。一方、透析患者のうつ病は**食欲不振や疼痛、全身倦怠感などといった身体症状が主体となる**ことも少なくありません。
- 透析開始後も、これらの身体症状が続く場合には、うつ病などの可能性を考慮すべきでしょう。

◆ 対応

- 「うつ病＝薬物療法（とくに抗うつ薬）」と考えがちですが、**まずは非薬物療法から試みる**ことが望ましいです。
- とくに透析患者においては、うつ病の抗うつ薬をはじめとする向精神薬の有効性は限定的です。腎機能低下時には使用できない、もしくは処方量の調整が必要な向精神薬もあるため、注意が必要です。
- 軽症〜中等症のうつ病に関しては、非薬物療法だけでも十分に対応できるケース

03 | 慢性腎臓病（CKD）　99

表2　透析患者におけるうつ病の要因

生物学的要因	・神経・内分泌系の変化 ・尿毒症物質 ・慢性炎症 ・視床下部下垂体副腎系の調整不全
心理的要因	・健康の喪失 ・自尊心の低下 ・治療に対する恐怖・苦痛・負担 ・合併症の恐怖・苦痛・負担 ・生活上の制約 ・社会的役割や家族関係の変化 ・セルフケアの負担
社会・経済的要因	・若年者 ・女性 ・社会的サポートの乏しさ ・失業 ・低所得

［文献8）より引用］

表3　透析患者の心理的ケア

・良好な身体状態をつくり維持する
・身体的な自覚症状を緩和する
・一つ一つの身体的ケアを丁寧に行う
・正しい情報提供
・喪失をできるだけ少なくするための工夫
・ソーシャルサポートの改善
・支持的精神療法の応用
・「指導」、「教育」の工夫：エンパワメント・アプローチ
・向精神薬の使用

［文献9）より引用］

も比較的多くあります。

［非薬物療法］

・ 非薬物療法として大切なのは、まずは支持的な対応です。**支持、傾聴、共感、保証**などの対応で患者の訴えをよく聞くことがとても重要です。透析患者の精神的ケアに関しての基本的な事項を**表3**にあげます[9]。

・ 他に有効性が示されている非薬物療法としては、認知行動療法（Chapter 1-01参照）や運動療法などがあります。とくに運動療法に関しては、昨今の**腎臓リハビリテーション**の機運の高まりもあり、うつ病に対する予防効果も含めて、大きな期待が寄せられています[10]。

> **キーワード「エンパワメント・アプローチ」**
> サイコネフロロジーにおけるエンパワメント・アプローチは、腎疾患患者が自己管理能力を高め、治療に主体的に関与できるよう支援することを目的としています。患者の心理的適応を促し、医療者との協働を強化することで、QOLの向上につながります。具体的には、患者教育、意思決定支援、自己効力感の向上が重要となります。医療者は共感的な対話を通じて患者の価値観を尊重し、治療へのモチベーションを高めることが求められます。

［薬物療法］

・ うつ病に対する第一選択薬の向精神薬は抗うつ薬ですが、透析患者の場合、その有効性や安全性は限定的です。

- 抗うつ薬のなかでは、**副作用が少ない選択的セロトニン再取り込み阻害薬（SSRI）** が、精神科医でなくても最も使用しやすく、そのなかでも薬物相互作用が少ない **セルトラリンやエスシタロプラム**が比較的使用しやすいです。
- 抗不安薬・睡眠薬として用いられるベンゾジアゼピン系薬の多くはCKDであっても通常量を使用することができますが、依存や各種の副作用の問題があるため極力控えるようにすべきでしょう。

抑うつ・不安に対する処方例

抗うつ薬
- セルトラリン（ジェイゾロフト®）：夕食後25mg×1錠から開始し、2〜3週後を目途に漸増
- エスシタロプラム（レクサプロ®）：夕食後5mg×1錠から開始し、2〜3週後を目途に漸増（添付文書の用量用法とは異なる）
  ※いずれも飲み始めの眠気・悪心などに注意

抗不安薬
- アルプラゾラム（ソラナックス®・コンスタン®）：0.4mg×1錠、不安時頓用もしくは1.2mg・分3、毎食後
- ロラゼパム（ワイパックス®）：0.5mg×1錠、不安時頓用もしくは1.5mg・分3、毎食後
  ※いずれも依存・せん妄の発現および増悪に注意

■ 睡眠障害

◆ 評価

- 透析患者においては、一般健常人と比較し、睡眠障害の頻度が高いという報告があります。その頻度は20〜70%とさまざまです。
- 透析患者はさまざまな背景で睡眠障害をきたしているといわれますが、主に①身体的要因、②生理学的要因、③心理学的要因、④精神医学的要因、⑤薬理学的要因などに大別されます。
- 透析患者の睡眠障害では、その原因検索や鑑別診断を行うことが非常に重要です。とくに**むずむず脚症候群**や**周期性四肢運動障害**などがある場合、これらへの特異的治療が優先されます。
- これらの疾患がなくても、**疼痛や痒み・倦怠感などの身体的な自覚症状**があり、眠れない原因となっている場合、まずはそれらの自覚症状への対応が必要です。
- 加えて、精神疾患に伴う不眠、とくにうつ病とせん妄との鑑別は重要です。うつ病の診断基準のなかには、不眠・過眠の項目があり、不眠を訴える患者においては、うつ病の可能性はないかを必ず考えましょう。

03 | 慢性腎臓病（CKD） 101

◆ 対応

- 透析患者の不眠でも非薬物療法と薬物療法のバランスを考えた治療がとても重要です。とくに薬物療法のうち、ベンゾジアゼピン系の睡眠薬は依存性の問題や転倒リスクがあり、せん妄の誘発因子ともなりうるため、極力控えるようにしましょう。

［非薬物療法］

- 睡眠障害に対しては、まずは睡眠衛生指導が最も大切です。厚生労働省の「健康づくりのための睡眠指針2014」の睡眠12箇条などを中心に、患者の生活習慣の聞き取りを行います。
- 加えて、運動療法や心理療法なども有用です。とくに心理療法としては不眠症に対する認知行動療法［CBT-I（Chapter 2-01参照）］があり、透析患者に対しての有用性も示されています[11]。

［薬物療法］

- 不眠症に対する薬物療法として、本邦では従来ベンゾジアゼピン系薬が多く使われており、現在でも透析患者においてこれらの処方をみることはよくあります。
- 近年は、オレキシン受容体拮抗薬やメラトニン受容体作動薬などの新しい機序の睡眠薬も出てきており、透析患者にも常用量を使用でき、副作用も少ないため、より安全性が高いです。
- 不眠に対する適応はないものの、ミアンセリンやトラゾドンなどの一部の抗うつ薬は催眠作用が強く、抗うつ効果よりも催眠効果を期待して使用することもあります。

不眠症に対する処方例

- レンボレキサント（デエビゴ®）5mg×1錠、1日1回、眠前から開始
  ※効果不十分なら増量可、最大量は10mg
- スボレキサント（ベルソムラ®）20mg×1錠、1日1回、眠前から開始
  ※高齢者は15mg×1錠を使用
- ラメルテオン（ロゼレム®）8mg×1錠、1日1回、眠前から開始
- トラゾドン（デジレル®）25mg×2錠、1日1回、眠前から開始
  ※保険適用外

■ せん妄

◆ 評価

- せん妄は日常診療で非常によくみられる精神・心理症状の一つです。疫学報告の

表4　せん妄の各因子

準備因子	誘発因子	直接因子
• 高齢 • 脳血管障害の既往 • 認知症・軽度認知障害 • アルコール多飲 • 男性	• 入院などの環境の変化 • 不安・抑うつなどの心理的 　ストレス • 不要な身体拘束 • 身体の不快 • 不適切なケア • 睡眠障害	• 新たな脳血管疾患 • 尿毒症性物質の蓄積 • 感染症 • 電解質異常 • 薬剤（とくにベンゾジアゼ 　ピン受容体作動薬）

データは乏しいものの、**CKD自体がせん妄のリスク因子になる**ため、透析患者の精神・心理症状の一つとして、認識しておきましょう。

- せん妄の背景は、**表4**に示すように**準備因子**、**誘発因子**、**直接因子**に分けて理解するのが一般的です。

- 「せん妄」は予防が非常に大切であり、そのためにもスクリーニングからの早期診断が望ましいです。せん妄のスクリーニングツールは種々ありますが、一般的にはConfusion Assessment Method（CAM）が最も簡便な方法です。

- CAMは、①**急性発症で変化する経過**、②**注意力散漫**、③**支離滅裂な思考**、④**意識レベルの変化**、の4項目から構成されており、①②の症状を必須とし、かつ③または④を満たせばせん妄と診断するという簡便な診断ツールです。臨床現場でも使用しやすいでしょう。

◆ 対応

- せん妄を発見したら、まずは**原因への対応が最優先**です。

- とくに直接因子に対する治療を行わなければ改善は難しく、透析患者であれば、感染症や心不全、電解質異常などがあれば、まずそれらに対応する必要があります。

- そのうえで、せん妄に対しては**薬物療法より非薬物療法が優先**されます。

［非薬物療法］

- 日中の覚醒・活動を促す、眼鏡・補聴器などを適切に使用する、危険物を周囲に置かない、できる限り朝日を浴びる、時計・カレンダーなど日時がわかるものを置くなどの方法があります。

［薬物療法］

- 非薬物療法でも改善が認められない場合、非薬物療法に加えて薬物療法の追加を検討します。ただし、薬物療法の効果は限定的であり、またCKD患者では使用できない薬剤もあることから、慎重を期す必要があります。

せん妄に対する処方例

軽症のせん妄の場合
- トラゾドン（デジレル®・レスリン®）：25mg×1錠、就寝前
  ※保険適用外
- 抑肝散：3包・分3もしくは2包・分1、就寝前（不眠が強いとき）
  ※長期間使用による偽性アルドステロン症に注意

中等症以上のせん妄の場合
- クエチアピン（セロクエル®）：25mg×1錠から漸増、就寝前
  ※糖尿病患者では禁忌
- ペロスピロン（ルーラン®）：4mg×1錠から漸増、就寝前
- ハロペリドール（セレネース®）：0.75mg×1錠から漸増、就寝前
  ※内服不可の場合、点滴静注（2.5mg、就寝前に定期投与）なども選択肢となる
  ※長期使用時の錐体外路症状の発現に注意

せん妄でよく使用されるリスペリドン（リスパダール®）はCKD患者の場合には代謝物が蓄積するため、極力使用しないか、使用する場合にも、0.5mg屯用など、ごく少量から用います。

自殺

◆ 評価
- CKD患者の抑うつ・うつ病を発見した際には、希死念慮の評価が必須です。
- とくに慢性透析患者の全死因の0.6%が自殺・透析拒否という報告もあり、見逃してはいけません[1]。

◆ 対応
- 希死念慮を伴う抑うつ患者を見つけたら、まずはTALKの原則に従って対応しましょう。

> **キーワード「TALKの原則」**
> Tell（言葉に出して心配していることを伝える）、Ask（「死にたい」という気持ちについて率直に尋ねる）、Listen（絶望的な気持ちを傾聴する）、Keep safe（安全を確保する）の頭文字をとったものであり、すべての医療者が心得ておくべきです。そのうえで、緊急性のある場合には速やかに近隣の精神科医療機関に相談しましょう。

アドバンス・ケア・プランニング（ACP）

- 透析医療においてACPは近年大変注目されています。
- その背景として、日本透析医学会が2020年に発表した「透析の開始と継続に関す

る意思決定プロセスについての提言」[12] があげられます。この提言のなかでACPについて大きく言及され、またACPを行う過程での**共同意思決定（SDM）**の重要性が強調されています。

- 具体的には「提言3. 患者とのアドバンス・ケア・プランニング」として明記され、**さまざまな機会にACPを繰り返すこと**、また**透析の意思決定プロセスにおいて患者が望む医療とケアについて十分に話し合うこと**の重要性が記されています。

- 加えて、CKD患者の高齢化を背景として、**RRTを行わない選択肢、CKMの選択肢が今後増えてくる**ことも予想されます。

- CKMにおいては緩和ケアも重要な要素ですが、なかでもACPを繰り返し行うことが必要なことは論をまちません。

- 提言のなかで述べられている「腎代替療法が必要に至った時点での意思決定プロセス」を**図2**[12] に示します。

Column

CKMとKSC

保存的腎臓療法はまだまだ研究が少なく、その位置づけも国際的にさまざまで、各国からの専門家で現在議論が進んでいる真っ最中です。そうしたなか、本邦は世界に先駆けて高齢者腎不全患者のための保存的腎臓療法のテキストを出版しました[13]。

RRTを行っている方に対する緩和ケアも必要であるという観点から、KSC（kidney supportive care）という概念も生まれてきており、CKD患者に対する包括的なケアが議論されています[14]。

[引用文献]
1) 日本腎臓学会（編）：エビデンスに基づくCKD診療ガイドライン2023.
   https://cdn.jsn.or.jp/medic/guideline/pdf/guide/viewer.html?file=001-294.pdf［アクセス年月日：2025年3月1日］
2) 日本腎臓学会（編）：CKD診療ガイド2024.
   https://cdn.jsn.or.jp/medic/guideline/pdf/guide/viewer.html?file=1-178_v2.pdf［アクセス年月日：2025年3月1日］
3) 日本透析医学会統計調査委員会：わが国の慢性透析療法の現況（2022年12月31日現在）. 透析会誌 2023;56:473-536.
4) 日本腎臓学会（編）：腎不全 治療選択とその実際. 2023年版.
   https://jsn.or.jp/jsn_new/iryou/kaiin/free/primers/pdf/2023allpage.pdf［アクセス年月日：2024年12月24日］
5) 日本サイコネフロロジー学会診療ガイド作成委員会（編）：サイコネフロロジー診療ガイド, メディカ出版, 2024

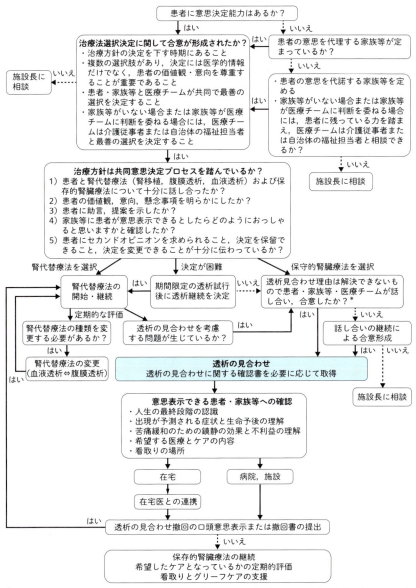

*：解決可能な見合わせ理由として，通院困難，透析中の低血圧，穿刺痛などで，患者は苦痛と考えているが適切な介入により解決できる可能性のあるもの

図2　RRTが必要に至った時点での意思決定プロセス

［透析の開始と継続に関する意思決定プロセスについての提言作成委員会：透析の開始と継続に関する意思決定プロセスについての提言．透析会誌2020；53：173-217より許諾を得て転載］

6) 春木繁一：サイコネフロロジーの臨床：透析患者のこころを受けとめる・支える，メディカ出版，2010
7) Murtagh FE, et al：The prevalence of symptoms in end-stage renal disease：a systematic review. Adv Chronic Kidney Dis. 2007;14:82-99.
8) Zalai D, et al：Psychological distress and depression in patients with chronic kidney disease. Semin Dial. 2012;25:428-38.
9) 堀川直史：腎不全・透析患者にみられる精神症状．Modern Physician. 2013;33:1081-84.
10) Mitrou GI, et al：Exercise training and depression in ESRD：a review. Semin Dial. 2013;26:604-13.
11) Unruh M, et al：Sleep-HD trial：short- and long-term effectiveness of existing insomnia therapies for patients undergoing hemodialysis. BMC Nephrol. 2020;21:443.
12) 透析の開始と継続に関する意思決定プロセスについての提言作成委員会：透析の開始と継続に関する意思決定プロセスについての提言．透析会誌 2020;53:173-217.
13) 日本医療研究開発機構（AMED）研究班（編）：高齢腎不全患者のための保存的腎臓療法，東京医学社，2022
14) Davison SN, et al：Conservative kidney management and kidney supportive care：core components of integrated care for people with kidney failure. Kidney Int. 2024;105:35-45.

[お勧め文献]
- 日本腎臓学会（編）：エビデンスに基づく CKD 診療ガイドライン 2023.
- 日本腎臓学会（編）：CKD 診療ガイド 2024.
  ➡ 専門家向けですが，すべての内容が PDF で学会 Web ページで公開されています。一般向けの診療ガイドは 2024 年に刊行されました。
- 日本腎臓学会（編）：腎不全 治療選択とその実際．2023 年版．
  ➡ 一般の方向けに腎代替療法の説明をする際にはこの資料を用いることが多いです。また，説明に際しては Q&A 方式になっている「腎代替療法選択ガイド 2020」もお勧めします。
- 春木繁一：サイコネフロロジーの臨床：透析患者のこころを受けとめる・支える，メディカ出版，2010
  ➡ 自らが透析患者でもある，本邦のサイコネフロロジーのパイオニアである精神科医の春木先生の名著です。
- 透析の開始と継続に関する意思決定プロセスについての提言作成委員会：透析の開始と継続に関する意思決定プロセスについての提言．透析会誌 2020;53:173-217.
  ➡ ページ数としてはそれほど多くないので，一読しておく価値はあります。
- 日本医療研究開発機構（AMED）研究班（編）：高齢腎不全患者のための保存的腎臓療法，東京医学社，2022
  ➡ 世界に先駆けた CKM のまとまった書籍です。CKD の緩和ケアについても 1 章丸々使って扱われています。

Case

20年来の糖尿病性腎症で維持透析中の男性
60代歳男性。透析導入当初より週3回の受診のアドヒアランス不良があり、来院しないため確認の電話をすることがたびたびありました。自宅での食事量は非常に少なく、夜は眠れず、ほぼ無気力状態で、仕事にも行かず、一日中寝て過ごしている状態でした。抑うつを疑いPHQ-2/9 (Chapter 2-02-A参照) のスクリーニングを行うと、軽度のうつ病の疑いがあり、近医精神科を受診したところ、うつ病の診断で抗うつ薬 (セルトラリン) の投与が開始となりました。

<対応>
　うつ病の診断がつき、投薬開始となったものの、非薬物療法的な介入も必須と考え、透析クリニックで多職種カンファレンスを実施しました。多職種で共通して声かけや安楽な透析環境の提供など、支持的な対応を行うように心がけました。その結果、患者から透析に対する思いが少しずつ語られるようになり、徐々に透析スタッフとの信頼関係 (ラポール) が形成されるようになっていきました。
　スタッフと話をするなかで、もともとはスポーツマンであったことがわかり、透析中の運動療法 (腎臓リハビリテーション) について提案したところ、興味を示したことから、透析中の運動療法が開始となりました (行動活性化)。また、日常生活の支援として介護サービスを利用し、非透析日においても誰かの目が入るように介護体制を整えました。
　その後数ヵ月が経ち、セルトラリンは75 mgまで漸増となり、本人は徐々に活気を取り戻しつつあります。

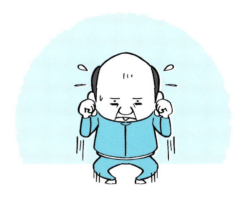

[解 説]

　不眠や食欲不振などの多愁訴や透析受診のアドヒアランス不良など、一見精神・心理症状ではない症状から、うつ病の可能性を考えました。薬物療法だけでなく支持的精神療法を中心とした非薬物療法を行うことで、関係性の構築ができました。

　患者のもともとの得意（スポーツ）を生かした介入が抑うつに対しても一定の効果があった可能性があります。医療だけでなく、介護・福祉とも連携することで、生活面の立て直しを図ることができました。

アルコール性肝疾患

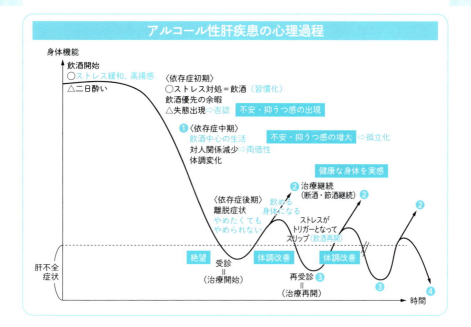

POINT

- ☑ アルコール性肝疾患はアルコール依存症が中核であるため、依存症に対する専門的なケアが必要です。
- ☑ ストレス解消に飲酒が効果的と感じることから始まることが多いため、治療の際、こころのケア（ストレス対処）の提供が必要不可欠です。
- ☑ 断酒をすぐに行うことが難しい場合は、飲酒量を減らすことから始めましょう。
- ☑ 入院治療の際にはアルコール離脱症候群の対応が重要です。
- ☑ アルコール依存症患者との関わりを拒否することは、依存症患者をさらに孤立させることにつながり、回復の芽を摘んでしまいます。専門機関につなぐ道を提示しましょう。

アルコール性肝疾患の概要と心理過程

■ 病状の進行過程

- アルコール性肝障害は長期（通常5年以上）にわたるアルコールの過剰摂取を原因とした肝障害のうち、以下の条件を満たすものを指します。

  > - 過剰飲酒：1日平均純エタノール60g以上の飲酒（常習飲酒家）をいう。ただし、女性やALDH2活性欠損者では1日40g程度の飲酒でもアルコール性肝障害を起こしうる。
  > - 禁酒により血清AST、ALTおよびγ-GTP値が明らかに改善する。
  > - 肝炎ウイルスマーカー、抗ミトコンドリア抗体、抗核抗体がいずれも陰性である。
  >
  > ［日本アルコール医学生物学研究会（JASBRA）：アルコール性肝障害診断基準2011年版（2021年小改訂）より］

- アルコール性肝炎重症度スコア（**表1**）で10点を超えるものは重症であり、積極的な治療介入を要します。
- 8〜9点の症例は10点以上に移行する場合があり、厳重な経過観察を要します。また、3点以上の項目が1つでも該当する場合も、その障害に即した早期からの治療介入が望まれます。
- アルコールに対する「精神依存」、「身体依存」により飲酒量が肝臓の処理能力を超えた状態が続き、不快な**離脱症状**を緩和するためにさらに飲酒するという悪循環に陥り、肝機能が急激に低下します（**❶**）。
- 入院で禁酒を行うと離脱症状でいったん症状は増悪しますが、それを克服して禁酒が継続できれば、その後は徐々に肝機能が改善し、依存症に対しても適切なサポートがあれば回復することがあります（**❷**）。
- 身体の回復により飲酒できるようになると、依存する気持ちが勝ってしまい、再

表1 アルコール性肝炎重症度（JAS）スコア

	1	2	3
WBC (/μL)	<10,000	10,000≦	20,000≦
Cr (mg/dL)	≦1.5	1.5<	3.0≦
PT (INR)	≦1.8	1.8<	2.0≦
T-Bil (mg/dL)	<5	5≦	10≦
GI bleeding またはDIC	−	+	
年齢（歳）	<50	50≦	

JAS：≦7：mild、8〜9：moderate、10≦：severe

飲酒（スリップ）が始まると再びアルコール性肝障害が進行し、肝機能は以前よりもわるくなることが多いです（**❸**）。

- 依存症から脱却することができれば回復に向かいますが、再飲酒を繰り返すことで肝障害の進行により亡くなってしまうこともあります（**❹**）。

■ 病状に伴う心理過程

- アルコール依存症の状態になると、患者に飲酒の問題を指摘しても、飲酒が原因とは認めない「**否認**」がよくみられます（**❶**）。
- 入院治療などにより禁酒治療が始まると、離脱症状で精神・心理症状（不眠、混乱、抑うつ、せん妄）もいったん増悪しますが、それを乗り越えると肝機能は徐々に回復し、精神・心理症状も次第に改善します（**❷**）。
- 飲酒にのめり込む理由（生きづらさ）に介入が行われないと、依存する気持ちが勝ってしまい再飲酒に至ります。やめたい気持ちと依存したい気持ちの「**両価性**」がみられ、禁酒（入院）や再飲酒を繰り返すことになります（**❸**）。
- 家族をはじめ、周囲の人が依存症患者中心の生活に巻き込まれて「**共依存**」の状態になりやすい点にも注意が必要です。「共依存」になって患者の依存の助長に動いてしまうことを「**イネーブリング**」といいます。

> **キーワード「共依存」（関係性への依存）**
> 自分に頼らせることで患者を支配しようとする支援者と、頼ることで支援者の自由を奪おうとする患者との間に成り立つ関係。患者のために自己犠牲的になる、患者の問題を代わりに解決しようするなど、過度に献身的になる傾向があり、その結果、患者の依存を強化し、支援者自身もさらに巻き込まれて健康も生活も損ねることになります。
>
> **キーワード「イネーブリング」**
> 患者の問題行動を助長する条件をつくってしまうことをいいます。たとえば、患者の喜ぶ姿が見たくて飲酒の手助けをする、患者の失敗の後始末をするなど、患者がその問題に取り組むように支えるべき場面で、問題行動を増幅する行為を選んでしまうことを指します。

アルコール性肝疾患患者の心理過程に対する評価と対応

■ 否認

◆ 評価

- アルコール性肝疾患はアルコール依存症を核として発症しますが、**アルコール依**

表2 7つの防衛機制パターン

	概　要	例
単純な否認	話題を避ける、無視する、突っぱねる	自分は大丈夫
過小評価	事態を軽く考える、問題の認識が甘い	いつでもやめられる
合理化	自分の行動の理由を正当化する	ストレスがあるから仕方ない
一般化	自分の問題をすり替えて正当化する	社会人なら付き合いは当たり前
攻　撃	不安を怒りにすり替える	うるさい、構うな
退　行	尻拭いに慣れて問題を直視しない	どうせ誰もわからない
投　影	自分の不安を相手のせいと決めつける	邪魔だと思ってるだろう

存症は別名「否認の病気」ともいわれています。

- アルコール性肝疾患でみられる否認はストレスに対する**防衛機制**としてみられますが、防衛機制のパターンとして**表2**に示す7つがよく知られています。

◆ 対応

- 飲酒行動を手放す不安に耐えられない気持ちが「否認」の核にあります。この不安を理解していないと、患者との関係性が維持できなくなることがあります。

- 家族や支援者が**患者の問題と決めつけても問題は解決しません**。改善を急ぐ気持ちになりますが、不都合な事実を包み隠さず話しても大丈夫だと安心してもらうことが最優先です。

- 患者の抱える「不安」、「苦しみ」を感じ取り、傾聴を続けます。自分の弱みを出しても責められないと感じて心理的な武装を解き、否認（防衛機制）を解除し始めるのを待ちます。

■ 離脱症状

◆ 評価

- 入院治療による急な禁酒で引き起こされる症状（アルコール離脱症候群）で、一過性の**幻覚・錯覚、不安・不眠、興奮・せん妄**などがみられます。死亡率も5%以上と報告されており、対応が必要です。

- 臨床アルコール離脱評価スケール改訂版（Clinical Institute Withdrawal Assesment scale for Alcohol, revised：CIWA-Ar）を用いて評価することができます（**表3**）。総スコア（0〜70点）で0〜9点が軽度、10〜15点が中等度、16点以上が重度です。

表3 CIWA-Ar

	嘔吐	振戦	発汗	不安	焦燥感
0	なし	なし	なし	なし	なし
1	軽度の悪心嘔吐なし	軽度：視診では感じない、触診で感じる	手掌が湿潤	軽度の不安あり	活動性はやや増加
4	むかつきを伴う間欠的悪心	中等度：上肢伸展で確認できる	前頸部に滴状の発汗あり	中等度の不安、警戒しており不安ありと推察できる	そわそわしている
7	持続的悪心頻回嘔吐	高度：上肢伸展でなくても確認できる	全身の大量発汗あり	パニック	うろうろしている、絶えず激しく動いている

	頭痛	見当識障害	聴覚障害	視覚障害	触覚障害
0	なし	なし	なし	なし	なし
1	ごく軽度	日付、場所、人を連続して答えられない	非常に軽度の耳障りな音	非常に軽微な光過敏	非常に軽微な痒み、灼熱感、しびれ
2	軽度	2日以内の日付間違い	軽度の耳障りな音	軽微な光過敏	軽微な上記症状
3	中等度	3日以上の日付間違い	中等度の耳障りな音	中等度の光過敏	中等度の上記症状
4	やや高度	人×または場所×	やや重症の幻聴	やや重症の幻視	やや重症の体感幻覚
5	高度		重症の幻聴	重症の幻視	重症の体感幻覚
6	非常に高度		非常に重症の幻聴	非常に重症の幻視	非常に重症の体感幻覚
7	きわめて高度		持続性の幻聴	持続性の幻視	持続性の体感幻覚

<10：軽度、10～15：中等度、>16：重度

[Sullivan JT, et al：Br J Addict. 1989;84:1353-7 より作成]

◆ 対応

- CIWA-Ar 10点以上は必ず薬物療法を行います（表4）。エタノールが作用する受容体の近くに結合するベンゾジアゼピン系薬を第一選択として使用します。
- CIWA-Ar 16点以上は重症であり、精神科へのコンサルトを推奨します。

表4　離脱症候群によく使われる薬剤

	作用時間	特　徴
ジアゼパム (セルシン®、ホリゾン®)	長時間作用型	静注できる、作用発現が速い、興奮に有効
ロラゼパム (ワイパックス®)	短時間作用型	肝代謝でないので肝障害が強いケースに使用する

■ 両価性

- アルコール性肝疾患になると身体のだるさも生じ、「飲酒をやめたい、けど、やめたくない」、「助けて欲しい、けど、今の生活を変える勇気がない」など相反する感情が拮抗した状態になります。患者の言うことに一貫性がないのはこの**両価性**（Chapter 1-05参照）によるものと考えられます。

- 社会の依存症者に対する偏見は根強く残っており、患者は依存症だと認めたくない気持ちがあり、治療の提案も受け入れがたく感じています。

- 「苦しいのにやめられない」、「問題があることはわかっているが、まだやめる決心がつかない」、「やめる自信がない」と患者自身が言葉にしたときに、一人で葛藤を抱えて生きてきた姿に気づくことができます。

- 患者が抱える両価性を感じ取り、患者の生きづらさを想像することから始めます。「どうしたらいいかわからない」、「何とかしないといけないのはわかっている」、「飲み過ぎだとは以前から感じていた」などのつぶやきを拾い集めて、その苦悩を感じながら対話を進めていきます。

- 「傾聴に基づく対話」は患者が苦しみから逃れるために続けてきた「飲酒」にとって代わる新しい治療の糸口となります。

意思決定支援と家族支援

- 患者が禁酒の意思を継続できるようにサポートすることが必須です。

- 飲酒欲求の引き金になりやすい「HALT」と呼ばれるパターンを知り、その状況を解消して欲求の衝動を軽減できるように練習します。

> キーワード「HALT」
> - Hunger（空腹）：空腹を感じたときの対処法を考える
> - Anger（怒り）：ストレスを緩和するセルフケアをいくつか用意しておく
> - Loneliness（孤独感）：支援者や自助グループの仲間に連絡をとる
> - Tiredness（疲れ）：リラクセーションの工夫を考え用意しておく

- 快楽を求めるためではなく、ネガティブな感情から逃れようとする動機が飲酒行動の引き金となります。また、退屈や不安も引き金となりやすい感情です。
- 依存症治療を進めるにあたっては、患者との関わりはもちろん大切ですが、**家族への支援**も回復への両輪の一つとして必要不可欠です。家族も一緒に依存症という病気について学び、当事者への適切な関わり方を身に付けます。**アラノン**や**家族教室**など、同じ悩みを語り合える仲間と交流できる場を提供し、**CRAFT**と呼ばれるプログラムへの参加を促します。

> **キーワード「アラノン (Al-Anon)」**
> アルコール依存症の人々の家族や友人を支援するための自助グループ。この組織はアルコール依存症の回復を目指す自助グループ「アルコホーリクス・アノニマス」（Column③参照）に触発されて1951年に設立されました。アラノンの目的は、アルコール依存症の人々との健康的な関係を築きながら、参加者自身の精神的な健康を維持することにあります。
>
> **キーワード「家族教室」**
> 専門の相談機関や医療機関において、疾患の正しい知識や対応策、コミュニケーションの方法などを学び、自分が無意識に抱いている誤解や偏見に気づき、修正・改善します。また、他の家族と体験を共有することで、孤立感を軽減し、精神的なサポートを得る機会となります。
>
> **キーワード「CRAFT (Community Reinforcement And Family Training)」**
> 米国で開発されたアルコール依存症患者の家族を支援するプログラム。対立を招かずに治療を勧めるコミュニケーション法を学びます（Column③参照）。

Column

① 支援する側に心がけてほしいこと

　医療従事者や相談支援に携わる人が依存症患者の言動に対して抱く「わからない…」、「治療や支援が奏効しなくてつらい…」という感情について、支援者同士で積極的に話し合いましょう。依存症患者が適切な治療と支援に定着し、回復への道を歩み続けるために大切なのは、依存症を生きる本人を理解しようとし続けながら伴走する支援者の「持久力」です。その持久力を維持するために、支援者同士の経験知の共有と互いへの労いが役に立ちます。

　答えの出ない問題を、曖昧なまま抱え続けること（ネガティブケイパビリティ）を頭の片隅に置いて、「自分と相容れない考え」や「優先順位の異なる価値観」を切り捨てなければ、どんな人とでも対話の余地は生まれます。

　自分の経験や知識、情報が正しいと確信しながらも、相手にも同様に経験や知識、情報の蓄積があることに思いを馳せることが大切です。なぜその考え（行動）に至ったのか、きっと何か理由は見つかるはずです。できるだけ自分のフィルターを通さずに依存症患者のこころの声を聞いてみてください。

Column

②CRAFT

　CRAFTの主な目的は、1）本人の物質使用を減らす、2）本人を治療につなげる、3）家族の生活の質（精神的、身体的、人間関係の側面）を向上させる、の3つです。
　CRAFTでは以下のコミュニケーション法を心がけます。

- 「私」を主語にする：「私」を主語にして自分の気持ちを伝えます。
  例：「またこんなになるまで飲んで！」
  　　　→「倒れるまで飲むなんて、私は心配で仕方ないわ」
  　　　「何回約束破ったら気が済むの！」→「私は約束を信じて待っていたよ」
- 肯定的な言い方をする：肯定的で前向きな言葉を使い、否定的な言い方を避けます。否定的な言葉で追い詰められると、孤立を深めて自暴自棄になり、依存症の行動様式を変えることは難しくなります。
- 具体的な行動に言及する：察して欲しいと思って言っても、相手には伝わりません。
  例：「いつになったら病院に行くの！」→「来週の水曜日に一緒に病院に行こう」
- 自分の感情を言葉にする：自分の感情を自覚して冷静に言葉で伝えます。
  例：「私のことなんかどうでもいいんでしょう！」→「私はとても悲しい」
- 簡潔に言う：一度にたくさんのことを言われると、すべてわからなくなってしまいます。
  例：「またそんなに酔っ払って！何をしてるの？何が気に入らないの？何か言ったら！私の気持ちを考えたことあるの？」
  　　　→「あなたのそんな姿を見るのはとてもつらいわ」
- 責任の一部を引き受ける：責任を分かち合う姿勢から、「あなたを責めているのではなく、助け合って暮らしたいのです」という気持ちを伝えます。また、本人の望ましい行動を素直に喜ぶことも重要です。何気ない会話が続いたときや、思いやりを感じたときに、笑顔で嬉しいと伝えます。
  例：「瓶缶類の収集日だって昨夜言ったのに！」
  　　　→「私が今朝もう一度確認したらよかったね」。

[参考文献]

● 日本アルコール・アディクション医学会，日本アルコール関連問題学会：新アルコール・薬物使用障害の診断治療ガイドラインに基づいたアルコール依存症の診断治療の手引き【第1版】，2018
  https://www.j-arukanren.com/pdf/20190104_shin_al_yakubutsu_guide_tebiki.pdf［アクセス年月日：2024年12月25日］

[お勧め文献]

● 帚木蓬生：ネガティブ・ケイパビリティ：答えの出ない事態に耐える力，朝日新聞出版，2017
  ⇒ 急がず、慌てず、答えの出ない、対処のしようがない事態に耐え、性急に証明や理由を求めず、不確実さや不思議さ、懐疑のなかに留まれる「胆力」を身に付けると、わからなさと出会ったときに役に立ちます。
● 小澤　勲（編著）：ケアってなんだろう，医学書院，2006
  ⇒ 受容することがケアの本質なのか。いたずらに心病む人を依存的にしてはいまいか。「技術としての優しさ」を探る対談集。ケアの本質に7人の達人が多角的に迫ります。
● 鷲田清一：「聴く」ことの力：臨床哲学試論，TBSブリタニカ，1999
  ⇒ 臨床で誰かの言葉を傾聴するとき、言葉をそのままに受け止めることがその人をそっくり無条件に肯定する行為となって、その人の自己理解をひらいていきます。聴くことを身に付けるために精神の背骨を鍛えてくれる骨太の書です。
● 東畑開人：居るのはつらいよ：ケアとセラピーについての覚書，医学書院，2019
  ⇒ 「自分の専門性を発揮して承認を得たい」…臨床場面でしばしば露呈する支援者の“わきまえ”の持ちにくさ、「ただ居るだけ」の大切さに気づいていく過程を、著者の生き生きとした体験を通じて学ぶことができます。
● 吉岡　隆（編）：共依存：自己喪失の病，中央法規出版，2000
  ⇒ 援助を求めてきた人に必要以上に関わり過ぎてしまう“関係性の依存症”＝共依存。人に関わり人を支える「対人支援職」の私たちが、共依存に陥らないよう警鐘を鳴らし、治療や支援の本質を問い直します。

Case

回復への第一歩は関わりの再構築〜家族編〜

アルコール性肝疾患の40代男性。結婚して10年、晩酌が習慣のＡさん。飲むと大声になり、近頃は床で寝落ちするまで飲み続けます。健康を害することを案じて妻は自宅にある酒を全部捨て、晩酌の量を制限しました。Ａさんは車の中で隠れて飲酒して帰宅するようになりました。ある日、車中で空き瓶を見つけた妻はＡさんを強く責めました。職場でも自宅でも弱音が吐けないＡさん。飲酒することだけを考えるようになり、とうとう身体を壊して入院することになりました。

＜対応＞

　アルコール性肝疾患の回復には断酒が必須です。しかし妻は、退院したらまた同じことになると思い、看護師から勧められた依存症専門病院の家族相談を訪ねることにしました。同じ悩みをもつ家族と出会い、互いを労い合うことで、自分とＡさんの暮らしを振り返ることができました。

　家族教室ではCRAFTを学び、自分の伝え方にも工夫が必要だと気づきました。「私はあなたの心身を心配している」、「私はもっと話がしたい」と伝えたかったのに、「皆が」、「親が」、「世間が」Ａさんの行動を批判している、「あなたのため」と、Ａさんを追い詰めていたのです。

　退院後のある日、Ａさんは子どもの行事に参加するために運転を任されました。その日の夜、食卓で妻は「車の運転、疲れたでしょう。本当にありがとう」、「子どもたちもとても喜んでいたよ」と、自然に感謝の気持ちを言葉にすることができました。ささやかな出来事でしたが、この日を契機に夫婦の関係が少しずつ変わっていったのです。

　Ａさんは、退院前に院内の「アルコール問題学習会」で自助グループ（アルコホーリクス・アノニマス）メンバーの体験談を初めて聞きました。自分と年恰好の似たメンバーは「同じ苦労をしている仲間との対話が飲まずに暮らす支えになっている」と、地域の自助グループを紹介してくれました。

　職場では守秘義務を遵守しているＡさん。同僚や上司にも相談できず、もちろん家庭でも仕事の話はできません。そんなとき、「ストレスが溜まって飲んでしまいそうになったとき、ここにきて苦しい気持ちを皆に聞いてもらったら楽になる」と聞いたことを思い出し、紹介してもらった自助グループのミーティングに参加してみようと思いました。

　誰にも相談できない苦しみや孤立感について話しているうちにＡさんの目に涙が溢れてきました。メンバーは黙って、最後までＡさんの話を聞いてくれました。

　「何でも話し合える仲間を得て、等身大の自分を受け入れたら、家族や支援者の言葉も素直に信じられるようになった。今後も自助グループと治療を両輪に自分の心身を整え、仕事と家庭を大切にしたい」とＡさんは話しています。

[解 説]

　妻は、Aさんのアルコール性肝障害の回復に尽くしてきました。断酒・減酒が続かないAさんを責めることで夫婦の溝は深くなり、家庭内でAさんは徐々に孤立していきました。孤独飲酒が肝障害に拍車をかけ、Aさんは入院加療を余儀なくされました。
　妻が、家族教室で自分と同じ苦労をしている仲間と出会い、CRAFTを学んで自分の思いの伝え方にも工夫が必要だと気づいたことが、夫婦関係の改善の一助となりました。そして、孤独飲酒よりも夫婦の対話が日常生活のストレス対処となることに気がついていくことができました。

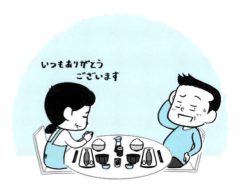

Column

③ 患者・家族からこんな質問をされたら

「どこでアルコール依存症の相談を受けてくれるのかわかりません…」

アルコール健康障害対策基本法が2013年12月に全会一致の議員立法で成立しました。2014年6月の施行以降は順次整備され、現在は全都道府県で都道府県アルコール健康障害対策推進計画が策定されています。依存症の専門治療機関や拠点病院が整備され、各都道府県や政令指定都市にある精神保健福祉センターなどが中心的な相談窓口となっています。

[相談窓口や自助グループの検索]
- 依存症対策全国センター：https://www.ncasa-japan.jp
- 特定非営利法人ASK：https://www.ask.or.jp
- アラノン家族グループ：http://www.al-anon.or.jp
- アルコホーリクス・アノニマス：https://aajapan.org

[飲酒に関する情報サイト]
- e-ヘルスネット：https://www.e-healthnet.mhlw.go.jp
- 久里浜医療センター：https://kurihama.hosp.go.jp
- 特定非営利活動法人ASK：https://www.ask.or.jp
- 公益社団法人全日本断酒連盟「お酒は断酒会でやめられます」：
  https://dansyu-renmei.or.jp
- 日本生活習慣病予防協会：https://seikatsusyukanbyo.com
- 公益社団法人アルコール健康医学協会：https://www.arukenkyo.or.jp
- 日本アルコール関連問題学会：https://www.j-arukanren.com

[各都道府県の計画について]
- アル法ネット：http://alhonet.jp/local-plan.html

「本人は拒否していますが、家族だけでも相談できますか？」

各都道府県・政令指定都市にある精神保健福祉センターや市町村の保健センターなどに問い合わせて、お住まいの地域で依存症の家族相談や家族教室を開設している医療機関や相談機関を紹介してもらいましょう（依存症対策全国センター「全国の相談窓口・医療機関を探す」：https://www.ncasa-japan.jp/you-do/treatment/treatment-map/）。最近はオンラインで相談ができる依存症専門の支援機関もあります。家族が支援につながって依存症について学び、よりよい関わり方を身に付けることによって、家族から患者への対応が変化し患者の症状がよくなることもあります。

医療者や支援者が依存症についての正しい知識をもち、自助グループなど地域の支援ネットワークの情報を整理してもっていれば、患者の回復につながる選択肢をいくつか提示することができると思います。

神経難病

A 筋萎縮性側索硬化症（ALS）

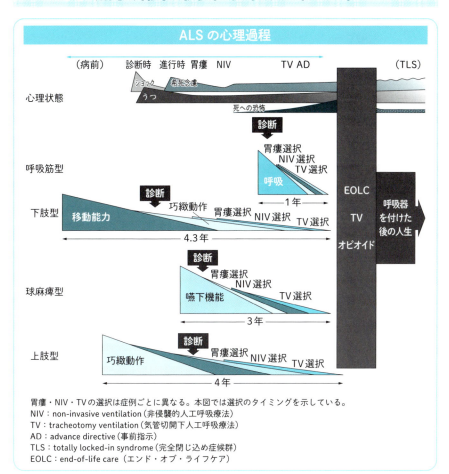

胃瘻・NIV・TVの選択は症例ごとに異なる。本図では選択のタイミングを示している。
NIV：non-invasive ventilation（非侵襲的人工呼吸療法）
TV：tracheotomy ventilation（気管切開下人工呼吸療法）
AD：advance directive（事前指示）
TLS：totally locked-in syndrome（完全閉じ込め症候群）
EOLC：end-of-life care（エンド・オブ・ライフケア）

POINT

- ✓ ALS患者では、抑うつ、不安、睡眠障害がよくみられます。
- ✓ ALSは呼吸障害と嚥下障害が同時に進行するため、苦痛緩和の難しさがあります。
- ✓ ベンゾジアゼピン系薬の使用は呼吸抑制をきたすことがあるため、避けましょう。
- ✓ 病状の進行に伴いさまざまな医療処置の選択を迫られるため、継続的なACPが必要です。
- ✓ まず病初期からしっかり心理面でのケアを行うことが患者の安心につながります。

ALSの概要と心理過程

■ 病状の進行過程

- ALSの原因はわかっていませんが、5〜10%は遺伝性です。
- 完治させる治療法は今のところないため、進行性の経過をたどります。進行の仕方やスピードはきわめて個人差が大きい疾患です。
- 四肢麻痺により寝たきりに、また球麻痺により摂食嚥下や言語的コミュニケーションが困難になり、呼吸筋障害により呼吸困難となります。
- 人工呼吸器を用いない場合、典型的には3〜5年で死に至る疾患です。

■ 病状に伴う心理過程

- 典型的には数年で致命的になる疾患であるため、患者は診断を受けたときにショックを受けます。
- 病状の進行に伴い、次々にできなくなることが増えるため、その都度喪失感に苛まれ、不安を生じるとともに気持ちが落ち込みます。
- 食事ができなくなったときに胃瘻を選択するかで悩むことが多いです。
- さらに人工呼吸器を使用するかどうかは生きるか逝くかの選択を迫られることになるため、患者は非常にストレスを感じることになります。
- 難病のなかでも進行が速いため、気持ちがついていかず、病状が進行した自分の姿の想像も難しく、医師から説明されても十分に理解できていないこともあります。

- 医療処置の選択は、病状の変化や周囲の状況などにより変わることがあるため、一度決めたとしても絶えず変化しうるものです。患者にはこのような**医療処置の決断をめぐる思索そのものがストレス**になります。
- さらに、ADLの低下に伴い介護の問題が生じ、家族などの介護者にも肉体的・精神的なストレスが生じます。
- 患者は、身体能力の低下により**他者に依存しながら生きていかざるをえない**という尊厳の喪失、自律性の苦痛、家族への負担に対する憂慮から絶望感を感じ、**希死念慮をもつ**ことがあります。
- 気管切開を伴う人工呼吸器を選択した場合は24時間介護が必要となります。その後も病状が進行し、完全にコミュニケーションがとれない状態［完全閉じ込め症候群（TLS）］になる場合もあります。
- なかには人工呼吸療法の中止を求める患者も出てきますが、本邦の現状では治療の中止は困難です。
- うつ状態は34%（0〜44%、DSM-IV 9〜11%）[1]、不安は0〜30%[2]、睡眠障害は59%（moderate〜severe 28%）[3]の患者に生じると報告されています。
- 不安や抑うつなどの精神・心理症状は患者本人だけでなく、家族もきたすことがあり、疾患のあらゆるステージで生じうるものです。

◆ **運動障害の進行に伴う心理過程**
- ALSの進行の経過はさまざまです。初発症状も上肢、下肢、球麻痺、呼吸筋麻痺とさまざまであり、その後の症状の進展部位も個人差があります。
- 一つの部位から始まり、その部位の症状が進行し、そのうち次の部位の症状が出

Column

① 人工呼吸療法と延命治療の解釈

　人工呼吸療法は直接的な延命治療と受け取られがちですが、呼吸の苦しさを取り除き生活しやすくするという意味では緩和やQOLの向上に役立つ面もあります。人工呼吸療法を受けることが患者の生活にとってどのような意味があるのかをともに考える姿勢が大切です。

　非侵襲的人工呼吸療法も進行すると延命治療の側面が強くなります。最初は夜間だけ使用し、徐々に日中の苦しい時間も使うようになりますが、そのまま24時間使うか、時間を限定して使用しオピオイドなどで呼吸困難をしのぐか、患者自身が十分に理解したうえで選択できるようサポートします。

124　Chapter 2 ｜ 非がん疾患の心理過程とその対応

るということの連続で、患者は手足を一本ずつもぎ取られるように感じます。

- 症状の進展とともに、できないことが少しずつ増えていきます。これまでできていたことがある日できなくなる。かと思うとまたできたりする。しかし、時間とともに完全にできなくなるという経験を繰り返し、**できていたことができなくなる喪失感と恐怖、繰り返し希望が打ち砕かれる体験**をしていきます。
- このような変化に上手に対応できる患者もいれば、気持ちがついていかず、非常に落ち込む患者もいます。

◆ 栄養障害の進行に伴う心理過程

- ALSの進行に最も影響を与えるのが栄養といわれており、栄養不良になると、痩せのために骨軟部組織が圧迫されやすくなり、疼痛などの苦痛症状も生じるようになります。
- 必要摂取エネルギーは病期により異なるので、体重をメルクマールとして維持するような摂取が推奨されます。
- むせて苦しい思いをしたり、窒息の危険性もありながら、**口から食べることを諦めたくないという葛藤**に曝されます。
- 食事量が保てなくなったときに、**胃瘻の選択**について多くの患者が悩み、選択を迫られること自体も心理的苦痛になります。
- 呼吸障害が進行すると胃瘻を造設すること自体が困難になるため、その前に決断

Column

② 機能が次々に失われていくことにどのように向き合うか

　できなくなることが次々に増えていくと、患者はその都度落胆します。

　できなくなることを評価するQOLの測定尺度には、疾患特異的QOLを測定するものと主観的QOLを測定するものがありますが、概して疾患特異的QOLは疾患の進行そのものが評価に関係してしまいます。一方で、主観的QOLは症状の増悪に直接関与しません。

　患者のなかには、疾患特異的QOLは増悪していくにもかかわらず主観的QOLは低下しない方がいます（図1上段）。一方で病状はあまり変わらないのに、主観的QOLは乱高下する方もいます（図2下段）。

　支援者はどうすれば上段の図のようになるかに注力する必要があります。どうにもならないことに目を向けるのではなく、今、楽しめることを探して実行することに協力するなど、患者自身が考え方を変える努力を促すことが助けになります。

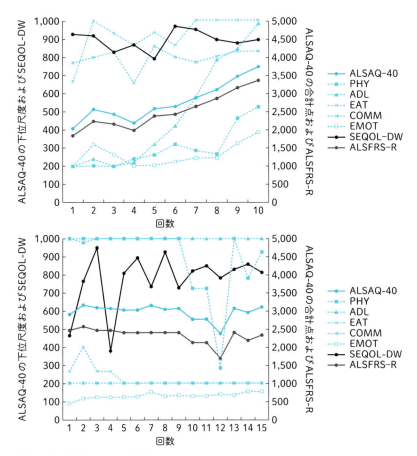

図1 ALS患者のQOL評価
ALSAQ-40：疾患特異的QOLの合計点
　ALSAQ-40の下位尺度
　　PHY：身体的な可動性（Physical Mobility）
　　ADL：ADLと自立性（ADL/Independence）
　　EAT：食べること・飲むこと（Eating and Drinking）
　　COMM：コミュニケーション（Communication）
　　EMOT：感情機能（Emotional Functioning）］
SEQOL-DW：主観的QOL
ALSFRS-R：進行状態（ALSの症状進行の程度を評価）

［文献5）より作成］

126 Chapter 2 非がん疾患の心理過程とその対応

する必要があります。

• なかには嚥下機能に問題がないまま呼吸筋の障害が進行するケースもあり、その場合、患者はまだ普通に食事ができている段階で胃瘻の造設を提案されることに強い抵抗を感じることがあります。

◆ 呼吸障害の進行に伴う心理過程

• 呼吸障害が進行してくると、少しの体動（入浴、トイレへの移動、排便など）で呼吸困難を感じるようになります。

• 自分のしたいことがさらにできなくなり、トイレ介助など基本的な日常動作にも介助が必要となることで、**尊厳を保つことが難しい**と感じる患者もいます。

• 呼吸障害の進行を自覚すると、患者は**命の限りについての不安**をもちます。

• 呼吸を助ける方法には、マスクを使用する非侵襲的人工呼吸療法と、気管切開を伴う侵襲的人工呼吸療法があります。しかし、これらの治療が具体的にどのようなものかを患者が理解するのは難しい場合があります。

• **人工呼吸療法を選択するかどうかを決めなければならない状況に追い込まれると、**不安や混乱、孤独感から冷静に考えることが難しくなります。決断を後回しにしたい気持ちがあるにもかかわらず、周囲から選択を迫られること自体が患者にとって大きなストレスとなります。

◆ 情動調節障害

• ALSの約30%にみられるとされますが、うつ状態とは関係なく、感情の自制が困難になる現象です[4]。

• 少しのきっかけで自身の感情の程度とは関係なく、笑いが止まらなくなる、泣き続ける、怒る、などがみられ、周囲の人から誤解されやすく、そのことが患者の苦痛になります。

◆ 認知機能低下

• 多くの場合は進行期に（一部は病初期から）**前頭側頭型認知症を合併**します。

• これにより易怒性が強くなったり、逆にアパシーになることもあります。

• 進行期にはコミュニケーションに問題が生じるため、認知機能の評価が困難になります。

ALS患者の心理過程に対する評価と対応

■ 抑うつ

◆ 評価（テスト・バッテリー）

- テスト・バッテリーとは、複数の心理検査を組み合わせることで患者の心理を多角的に捉える手法です。抑うつの評価におけるテスト・バッテリーの例を以下に示します。

  - 例1：GRID-HAMD構造化面接[6]、HDS-R（長谷川式）、SCT
  - 例2：GRID-HAMD構造化面接、PFスタディ、TAT
    SCT：Sentence Completion Test（文章完成法）
    PFスタディ：Rozenzwieg picture-frustration study（絵画欲求不満テスト、成人用、大学生用など）
    TAT：Thematic Apperception Test（主題統覚検査）

- 患者の抑うつの要因が何から生じている可能性があるか、対人関係や家族関係、将来への希望なども含めて把握することが可能なSCTも併せて行います。SCTは記入式ですが、心理職が口頭で聞き取る形でも実施可能です。

- 抑うつの背景に欲求不満耐性が影響している場合もあります。また、イライラがあったり、医療者への不満が隠れている場合があったり、そのほか各種問題行動が生じている場合には、GRID-HAMDに加え、PFスタディ、TATを行います。

- 心理検査に長時間を要する場合もあり、患者への身体的負担を軽減するためにも、一度に実施せず複数回に分けるなど、実施方法を工夫する必要があります。

- 不安を含めて評価する尺度として、HADSを用いることもあります。

◆ 対応

- 抑うつは反応性のことが多く、適切に対処することで、患者自身が乗り越えていきます。

- 抑うつはさまざまな要因で引き起こされるので、その**要因を検討し、それぞれについて要因の除去または改善のためにできる限りの対応をします**。単に医学的な問題にとどまらないため、多職種での対応を心がけます。

- 医療ケアチームが"対応しようとしている"こと自体が患者の孤独感を軽減し、前向きに考えるきっかけになる場合があります。まずは理解しようとすることが大切です。

- 診療環境があれば、心理職によるカウンセリング（心理療法）も行います。抑うつは反応性のことが多いため、認知行動療法、当事者間のピアサポートやマイン

ドフルネスを用いる場合もあります。とくにマインドフルネスは臨床医でも応用しやすいため、外来の場面でも紹介することがあります。

- 時に薬物療法が必要な場合もありますが、一時的で済む場合もあります。しかし、中止することが難しく長期的に服用することもあるため、できるだけ呼吸抑制をきたす可能性のある薬剤や抗コリン作用を有する薬剤を避け、選択的セロトニン再取り込み阻害薬（SSRI）もしくはセロトニン・ノルアドレナリン再取り込み阻害薬（SNRI）を用いるようにします（処方例1）。

- 進行後、流涎が問題なときや情動調節障害（強制笑い、強制泣き）を伴う場合は、あえて抗コリン作用がある三環系抗うつ薬を使用することがあります（処方例2）。

抑うつに対する処方例

[処方例1]
- セルトラリン（ジェイゾロフト®）25mg×1錠、夕食後から開始。効果不十分な場合は1週間以上あけて25mgずつ増量可（50mg以上が有効量）。最大量は100mg
  開始1～2週後に食欲低下・悪心が出現することがあるため、投与開始2週間はモサプリド（ガスモチン®）5mg×3錠・分3、毎食後を併用
- デュロキセチン塩酸塩カプセル（サインバルタ®）20mg×1錠、朝食後から開始
  1週間以上の間隔をあけて1日用量として20mgずつ増量する

[処方例2]
- アミノトリプチン（トリプタノール®）10mg×1錠、夕食後から開始し、効果をみながら3錠・分3、毎食後に増量。さらに効果不十分な場合は10mgずつ増量（30～75mgが有効量）。最大量は150mg
- クロミプラミン塩酸塩（アナフラニール®）25mg×1錠、夕食後から開始し、効果をみながら1回1錠、1日2～3回食後に増量。さらに効果不十分な場合は25mgずつ増量（50～100mgが有効量）。最大量は225mg

---

■ 不安

◆ 評価

- テスト・バッテリー例を以下に示します。「不安の内容の詳細」に関しては、患者の語りやSCTなどの心理検査（とくに投映法）の理解が必須です。

  - 例：HADS、SCT（＋患者の語り）

◆ 対応

- 睡眠障害やパニック発作をきたすなど、生活に支障をきたすような場合には治療介入が必要です。
- 不安はそれ自体が膨らんでいく性質をもっています。<u>不安を必要以上に広げないよ</u>

うに適切な説明を行うことが大切です。身体のこと、仕事やお金、家族のこと、治療のことなど、**適宜一つずつ不安を解消できるような対応**が医療者に求められます。HADSのみでこれらの詳細を判断することはできず、患者の語りを参考にします。

- 病状の十分な説明やそれに対してできることを説明することで、不安が和らぐこともあります。
- 医療者らが適切な対応を継続しても不安が解消しない場合には、患者のもともとのパーソナリティー特性が影響していると考え、心理療法が適用されます。
- 心理職によるカウンセリングや力動的な心理療法、認知行動療法、マインドフルネスなどが有効な場合があります。
- 薬物療法は、病状が進行したときの呼吸抑制を考慮し、なるべくベンゾジアゼピン系薬は避けてSSRIもしくはSNRIを用います。
- SSRIおよびSNRIを用いてもコントロール不良の不安発作がある場合には、比較的早く効き、作用時間が短く、筋弛緩作用が弱いロラゼパムを頓用で用いることもあります。

不安に対する処方例

- セルトラリン（ジェイゾロフト®）25mg×1錠、夕食後から開始。効果不十分な場合は1週間以上開けて25mgずつ増量可（50mg以上が有効量）。最大量は100mg 開始1～2週間後に食欲低下・悪心が出現することがあるため、投与開始2週間はモサプリド（ガスモチン®）5mg×3錠・分3、毎食後を併用
- デュロキセチン塩酸塩カプセル（サインバルタ®）20mg×1錠、朝食後から開始。1週間以上の間隔をあけて1日用量として20mgずつ増量

頓用で用いる抗不安薬
- ロラゼパム錠（ワイパックス®）0.5mg、不安時頓用、4時間以上あけて1日4回まで

■ 睡眠障害

◆ 評価

- 睡眠の状態を評価するものとして、簡易ポリソムノグラフィ（PSG）や終夜PSGなどの睡眠ポリグラフ検査があります。
- 夜間SpO_2連続測定や経皮二酸化炭素分圧（$PtCO_2$）連続測定なども低換気を早期にキャッチする方法として優れています。

◆ 対応

- ALSの睡眠障害はよく経験しますが、さまざまな原因が考えられます。まずは原因を推定し、その原因に沿って対処することが必要です。

[抑うつ・不安]

- 病初期には、診断されたショックでうつ状態になると睡眠障害が生じます。また病初期だけでなく、進行していくなかでも精神的にうつ状態になれば繰り返し生じます。その都度前述のとおりうつ状態への対応を行います。
- 病状が進行した後の自分の将来を思うなど、心理的な不安が要因となって生じる睡眠障害もあります。この場合も不安への対応を行います。

[疼痛]

- 線維束収縮、有痛性筋痙攣、痙縮に伴うもの、麻痺が進行すると不動に伴うものなどによる疼痛を認めることがあります。
- 疼痛に対しては関節可動域を低下させないようにリハビリテーションを行います。
- 痩せると自分で体位交換ができなくなったときに圧迫されて疼痛を生じるため、できるだけ痩せないようにするなど、病初期から進行期を考えて対応していく必要があります。
- それでも疼痛が問題になるときには、消炎鎮痛薬やオピオイドなどの薬物療法やマットの工夫などで対応します。

[誤嚥・気道閉塞]

- 誤嚥が問題であれば唾液量の調節（抗コリン作用のある薬剤を用いる、唾液用低圧持続吸引器を用いて口腔内から持続吸引をするなど）を試みます。
- 気管切開をしてカフ付き気管切開カヌラを使用していたとしても、カフをすり抜けてカフ上の唾液が垂れ込むことで吸引が必要に感じられ、睡眠障害の原因にもなります。上記の方法を用いても不十分な場合には、ダブルサクションカニューレを用いてカフ下から持続吸引するシステムを採用すると、吸引回数が極端に減り、安眠を得られるようになります。同時に家族の安眠にもつながります。
- 上気道閉塞などから低換気がある場合には、非侵襲的人工呼吸器（NPPV）を導入し、気道閉塞を解除します。ただし、floppy epiglottises があると圧をかけることでかえって低換気になることもあるので、十分に気をつけながら使用します。

睡眠障害の処方例

線維束収縮に対する処方例
- メキシレチン（メキシチール®）

有痛性筋痙攣に対する処方例
- 芍薬甘草湯

痙縮に対する処方例
- 芍薬甘草湯、抗痙縮薬（リオレサール®、テルネリン®、ダントリウム®）

■ 情動調節障害

◆ 評価
- 一見本人の感情の表出かと思うときでも、確認すると異なることがあるので、自覚的な感情の動きの程度をよく聞き取ります。

◆ 対応
- 日常生活に支障がないのであれば、周囲の人に病気からくるものとしてそのような現象があることを説明し、理解を求めます。
- 患者が困っているようであれば薬物による治療介入を行います。SSRI、SNRI、三環系抗うつ薬が有効なことが多いです（処方例は前述の「抑うつに対する処方例」参照）。

■ 疾患受容

- 予後のわるい疾患であるため、なかなか受け入れることができないことは仕方のないことです。まずは、その気持ちを理解するように努めます。
- そのなかでも、今できることにフォーカスして前向きに生きていく患者もいること、できればそのようになると患者も楽になるのではないかと思っていること、しかし、自然に放っておいてもそうはならないこと、患者自身がそうなろうとする努力が必要であることなどを説明します。
- 具体的な、また達成可能な小さな目標を一緒に考えると、まずは目の前のその目標に向かうことで前向きになれることがあります。

Column

③ 疾患受容の難しさ

　質問紙による心理検査は、実施が容易であるというメリットがありますが、患者が意図的にその回答を変えることができるという特性があります。また、患者のこころは意識と無意識に分かれており、無意識の部分のほうが大きいです。ALSを受容しているか否かについては、言葉では受容したような発言があったとしても、「ALSをもった、今までの自分とは異なる人生」を送ることになるので、実際には簡単に受容できるものではないと考えられます。よく、「まだ受容できていない」と関わる医療者から表現されることがありますが、それが当たり前と思って対処したほうが現実的です。

- 病気のことをよく理解し、自分自身に起きていることを客観的にも理解することで、疾患に対するコントロール感が増し、それが疾病受容につながることがあります。

◆ 評価

- カウンセリング（心理療法）のなかでの患者の語りでも、無理に疾患受容をしたつもりになっている場合があるため、注意が必要です。

◆ 対応

- 抑うつや不安、睡眠障害の解消も含め疾患受容について丁寧に扱うためにも、クライエント中心療法、精神分析的心理療法、ユング派心理療法、夢分析などに代表される力動的な心理療法が有効です。

Column

④心理検査実施のコツ

心理検査を行う際の心得

- 心理検査を行う際には、目的を明確にし、身体的負担を極力排して行います。
- 心理検査はそれ自体がこころに対しての侵襲的な意味をもち、余計な心理的負荷をかけてしまう可能性があることを自覚して行います。
- 心理検査の項目すべてを行うことが不可能な場合もあるので、無理のないように実施したり心理職に相談したりします。また、必要に応じて心理職にテスト・バッテリーや心理検査の見方などについてコンサルテーションを受け、患者を最大限理解することに努めます。

心理検査の実施場所など

- 心理検査の実施場所は、療養者が一番身体的な負担が少ない体勢で、できるだけプライバシーの保たれる場所を確保するよう心がけます。
- ALSの場合、深くその人の人生の話を聴き、ともに悩み考えるため、同一の心理職が心理療法と心理検査を行うほうがメリットは大きいと思われます。

アドバンス・ケア・プランニング（ACP）

- ALSは、さまざまな医療処置の選択を迫られ、また、選択によって予後が変化します。実際にそのような医療処置が必要となったときに、自らの意向を十分に表出できない状況になっていることもよくあります。
- そのため、前もって自分の意向を伝えておくという意味で、将来の医療・ケアの

05 ｜ 神経難病 ― A. 筋萎縮性側索硬化症（ALS） **133**

心づもりを共有する**アドバンス・ケア・プランニング**（advance care planning：ACP）や具体的に患者自身がどうしてほしいということを示しておく**事前指示**（advance directive：AD）という方法があります。

- ACPやADは病状や時期によっても変わってきますので、健康なとき、何らかの病気になったとき、具体的に何かを決めなければならないときのそれぞれで考える内容が異なることを理解しておく必要があります。

- 一度自分の意思を表明すると、その表明した事柄に縛られてしまい、他の気持ちが芽生えても言えなくなる人もいることに気を配るべきです。病状や周囲の状況によって気持ちや決断は変わっていきます。いつでも撤回・変更してもよいのだということを繰り返し伝えてください。

- 本邦には患者の権利法のような法律はないため、国が示しているガイドラインに沿って意思決定を考えることになります。「人生の最終段階における医療・ケアの決定プロセスに関するガイドライン」(Chapter 2-01-図8参照)をよく理解して、協働意思決定（collabolative decision making：CDM）を行います。

- 本ガイドラインでは、患者の意思を確認できたとしても、そのまま医療・ケアの方針決定とはせず、医療・ケアチームと十分に話し合うことが推奨されています。患者・家族に対して十分な情報提供があるか、誤解はないかなどを検証しながら、患者の意思を基本とし、患者にとって最善な選択を検討します。

- 患者の意思が確認できないときは、患者の推定意思を探る努力をし、推定意思を尊重し、患者にとって最善な選択を話し合います。患者の推定意思が推定できないときは、ACPやADを参考に医療ケアチームが患者にとって最善の方針を慎重に判断することとされています。

> **謝辞** 本稿の執筆にあたり、国立病院機構相模原病院心理療法士の公文彩殿に多大なご協力をいただきました。この場を借りて深謝いたします。

〔引用文献〕
1) Heidari ME, et al：Prevalence of depression among amyotrophic lateral sclerosis（ALS）patients：a systematic review and meta-analysis. J Affect Disord. 2021;287:182-90.
2) Kurt A, et al：Depression and anxiety in individuals with amyotrophic lateral sclerosis：epidemiology and management. CNS Drugs. 2007;21:279-91.
3) Coco DL, et al：Sleep-wake problems in patients with amyotrophic lateral sclerosis：implications for patient management. Neurodegener Dis Manag. 2012;2:315-24.
4) Thakore NJ, Pioro EP：Laughter, crying and sadness in ALS. J Neurol Neurosurg Psychiatry. 2017;88:825-31.
5) 小林美奈子ほか：ALS患者における主観的QOL要因の検討（会議録）. 臨神経 2005;45:1113.
6) 日本臨床精神神経薬理学会：臨床評価尺度GRID-HAND構造化面接ガイド. https://jscnporg.sakura.ne.jp/cms/wp-content/uploads/2024/03/grid.pdf［アクセス年月日：2025年1月10日］

Case

病初期からしっかりと心理面のケアを行った例

ALSと診断された50代女性。平坦な場所で躓くことや手足の動きにくさを感じることが増え、かかりつけ医から専門医に受診するように言われ紹介状にて受診となりました。主治医の依頼により患者と家族の許可のもと、告知時から心理職が同席しました。各種検査結果からALSとの確定診断がついたことや病気について説明されました。夫と子（高校生）も同席していましたが、患者を含め主治医の話に対してほとんど何も質問もなく話を聞き、胃瘻造設や人工呼吸療法も承諾されました。

＜対応＞

　医療的なケアについては主治医や看護師に相談をするようにし、そのほか何か話したいことについては心理職との週1回1時間の力動的な心理療法を行う方針となりました。初回の心理療法において、患者は「何を話したらよいかわからない」と茫然自失状態だったので、ここでは何を話してもよいことを伝え、守秘義務についても説明しました。

　心理療法の初期は、高校生の子どもの学校での問題行動と、母としての不甲斐なさが語られました。また、自分が病気になってしまったことで親の面倒をみることができないことや、親よりも自分の身体が動かない感じがして情けないことなどが語られました。当初は患者の生活や人生の話が中心でしたが、徐々にプライベートな家族間の葛藤もお話しされるようになっていきました。

　進行に伴い、医療者から胃瘻造設の予定を迫られるなか、本人は困惑していました。心理療法を通じて、自分の感情を素直に話せるようになっていたため、本人の想いを一緒に整理していきました。本人も話していくうちに自分の考えを言語化できるようになり、「告知当初はこれからどうなるのかや医療処置についてもよく理解できていなかったこと」、「自分の身体状態や病気について、治療や療養生活などでの不安や疑問などALSという病を抱えて生きることについて」や、「進行してきて思う今の想いや希望」を自分の言葉で主治医に話すことができるようになりました。

［解　説］

　医療チームと協働しながら患者のこころのケアを丁寧に行ったことで、自分らしさを失うことなく療養生活を継続できたケースでした。

　心理職が、患者の生活全般や人生における選択を含めた話を時間をかけて傾聴することで、患者はこころの整理ができ、不安と向き合う力が醸成されたのだと思います。こころのケアの専門家である心理職が心的外傷性を排し、かつ守秘義務を遵守して会話をすることで、患者のこころのエンパワメントにつながったと考えられました。

B パーキンソン病

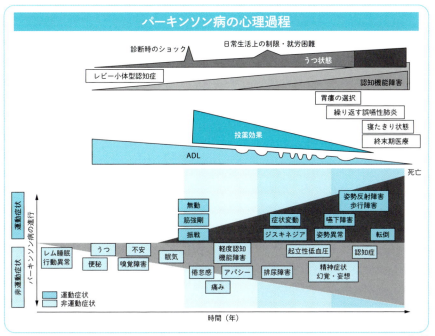

[Werner Poewe, et al：Nat Rev Dis Primers. 2017；3：17013 より作成]

POINT

- パーキンソン病は難病のなかでは対症療法がある疾患ではありますが、完治しない難病と診断されることでショックを受ける患者もいます。
- パーキンソン病の疾患そのものからうつ状態、睡眠障害などの合併が多くみられ、投薬が必要となる患者も多いです。
- 無動などのパーキンソン病の症状そのものがうつ状態と紛らわしいため、評価が難しいことがあります。
- 進行期には認知機能低下をきたします。
- 疾患の理解、適切な薬物療法にてコントロールできることも多いです。

Chapter 2 非がん疾患の心理過程とその対応

パーキンソン病の概要と心理過程

病状の進行過程

- パーキンソン病の原因はわかっていませんが、5〜10%は遺伝性です。
- 中核となる症状は運動緩慢（無動・寡動）であり、加えて静止時振戦または筋強剛のどちらか一つまたは両方がみられます。
- 完治させる治療法は今のところないため、進行性の経過をたどります。
- さまざまな抗パーキンソン病薬があり、上手に使いこなすことで運動症状を改善させることが可能です。
- 一方で、さまざまな非運動症状もきたし、ADLおよびQOLに影響を与えます。なかには、パーキンソン病運動症状の治療において中心的な薬剤であるL-ドパ製剤に反応する非運動症状もあります。
- 非運動症状として代表的なものは抑うつ、不安、睡眠障害、アパシー（無感情、意欲の低下）、疼痛、眠気、倦怠感、認知機能低下、衝動性障害などがあげられます。
- 個人差はありますが、最初の5年程度は投薬がよく効き、自立した生活が過ごせます。5〜10年経つと、wearing off（投薬の薬効濃度に準じて症状が緩解増悪する現象）を生じ、投薬コントロールの工夫が必要となります。
- さらに5年程度経つと徐々に薬が効かない時間が増えてきて、生活に介助が必要となります。独歩困難となると車いすを使用するようになり、さらに進行すると寝たきりとなり、発症後15〜20年程度で感染症の合併などで亡くなります。
- 進行期には認知機能低下もきたします。また、薬剤の副作用も含めて幻覚や妄想などの精神・心理症状やジスキネジアをきたしやすくなり、投薬のコントロールが難しくなります。
- 嚥下障害が進行したときに胃瘻を造設するかどうか、誤嚥性肺炎をきたしたときに気管切開を行うかどうかなど、医療処置の選択を迫られる場合があります。

病状に伴う心理過程

- 完治を望めない難病のため、診断を受けたときにショックを受けます。
- 病期が長く、徐々にスムースにできないことが増えます。さまざまな段階で自立が損なわれ、気持ちが落ち込みます。
- 就労継続、外出、トイレまでの移動およびトイレ動作、摂食嚥下などが困難となり、尊厳に関わる問題として直面することになります。

- ADLの低下に伴い介護の問題を生じ、家族などの介護者にも肉体的・精神的なストレスが生じます。
- さまざまなステージで心理的ストレスを生じるため、反応性の精神・心理症状をきたしやすく、また、疾患そのものや内服薬の副作用としても精神・心理症状をきたしやすいため、**まずは投薬調整を適切に行います。**
- パーキンソン病の中核症状は運動症状ですが、**心理的症状を含むさまざまな非運動症状**は、運動症状の程度にかかわらず患者のQOLに影響を及ぼします。
- パーキンソン病の非運動症状は、冒頭図に示したように運動症状発現前にすでにみられるものもあります。**レム睡眠障害、抑うつ、不安**などが運動症状に先行する場合があるので、注意が必要です。
- 非運動症状はパーキンソン病中期以降に出現するwearing offに伴って変動するものがあり、**nonmotor fluctuations**として捉えられています。このような場合にはL-ドパ治療に反応する可能性があり、運動症状のwearing offに対する治療が非運動症状にも有効なことがあります。
- 非運動症状の一部、とくに幻覚・妄想は抗パーキンソン病薬により惹起・増悪することがあります。
- パーキンソン病の罹病期間が長くなると生じる症状として、上述のnonmotor fluctuationsのほかに日中過眠、幻覚・妄想、行動障害（衝動性障害）、疼痛（6〜7割、L-ドパの変動に伴うことが多い）、呼吸困難、倦怠感、認知機能障害、自律神経症状、体重減少（約5〜6割）、疲労があります。

パーキンソン病患者の心理過程に対する評価と対応

- 多くは前項「A. 筋萎縮性側索硬化症（ALS）」の記載と重複するため、以下はパーキンソン病に特化した内容に絞って解説します。適宜前項を参照してください。

気分障害

- パーキンソン病による気分障害には、**抑うつ**（約4割にみられる）、**アパシー、アンヘドニア**（快感の消失、喜びが得られるような事柄への興味の減退）などがみられます。精神的なストレスというだけではなく、パーキンソン病そのものからくる症状としても捉えられています。

◆ **評価**（前項参照）

◆ **対応**

- 抑うつはさまざまな要因で引き起こされるため、その要因を検討し、それぞれに対して要因を取り除く、もしくは改善するためにできるだけの対応を心がけます。単に医学的な問題にとどまらないため、多職種で対応します。

- パーキンソン病のうつ状態の特徴として、運動症状が強いオフのときには気分障害も出やすいので、wearing offを伴う場合には運動症状の治療を十分に行う必要があります。

- 抗パーキンソン病薬の投薬を考える際に、抗うつ効果のあるドパミンアゴニスト（プラミペキソール）を考慮します。

- これらの対応でも効果不十分のときには、抗うつ薬を試みます。頻度は低いながら、抗うつ薬は錐体外路症状をきたすことがあるので、悪化していないかを注意して観察します。

- 抗うつ薬としては通常副作用の少ない、選択的セロトニン再取込み阻害薬（SSRI）もしくはセロトニン・ノルアドレナリン再取込み阻害薬（SNRI）を用いるようにします（処方例は前項の「抑うつに対する処方例1」参照）。

- スルピリドは胃・十二指腸潰瘍薬および抗うつ薬として食欲増進を期待して高齢者に出されることがありますが、高頻度に錐体外路症状の原因になるにもかかわらず、発症までに時間がかかることから被疑薬として見逃されやすい薬剤です。パーキンソン症状のある患者には投与しないことが推奨されます。

- 流涎に対する効果などを期待して、あえて抗コリン作用がある三環系抗うつ薬を使用することがあります（処方例は前項の「抑うつに対する処方例2」参照）。

- 認知行動療法を試みる場合もあります。

- 大うつ病の頻度は高くはありませんが、希死念慮が著しいときには精神科に紹介し、早急な対応を依頼します。

■ 不安

◆ **評価**（前項参照）

◆ **対応**

- 病状の十分な説明と薬物療法が有効であり、発症は70代が多いため、おおよそ天寿を全うできる疾患であることを説明することで、不安が和らぐこともあります。

- まずはパーキンソン病の十分な治療を行います。症状が改善すれば不安も軽減さ

れます。

- そのうえで、必要であれば**抗うつ薬**を用います（処方例は前項の「不安に対する処方例」参照）。**認知行動療法**を試みることもあります。パーキンソン病の不安に対するベンゾジアゼピン系薬の有意性は証明されていませんが、用いる場合は転倒や眠気に注意が必要です。
- 患者会でのピアサポートなど、同病の方々の様子を目にしたり、長年の闘病の経験を共有することで不安が軽減する人もいます。

■ 睡眠障害

- パーキンソン病の睡眠障害は頻度が高く、**日中過眠**や**突発性睡眠**、**夜間不眠**（入眠障害や中途覚醒など、6割以上にみられる）、**レム睡眠障害**（15～59%）、**下肢制止不能症候群**（1～16%）など、さまざまな原因やタイプがあります。夜間不眠が日中過眠につながるなど、それぞれが影響し合います（**表1**）。
- パーキンソン病の睡眠障害の原因は、パーキンソン病の病態そのものからくる睡眠覚醒機構の障害、パーキンソン症状に関連した二次的障害や薬剤の影響など多岐にわたり、原因に応じた治療を行います。
- 突発性睡眠は交通事故につながるなど危険な場合があるため、運転を避けるよう指導します。運転をしなければいけない状況の患者には、誘発している可能性のある**ドパミンアゴニストなどの治療薬を減量する**などの対処を行います。

表1　パーキンソン病における睡眠障害

睡眠障害のタイプ	背景・原因・内容	対　処
日中過眠や突発性睡眠	・加齢、パーキンソン病による睡眠覚醒機構の障害、夜間の睡眠障害、抑うつ、向精神薬、レム睡眠行動障害、睡眠時無呼吸など ・認知機能障害にも関係し、内服治療が誘発因子の場合もある	・夜間睡眠障害の改善 ・ドパミンアゴニストなど眠気の強い治療薬を避ける
夜間不眠	・頻度が高く、入眠困難、中途覚醒、早朝覚醒がみられる	・夜間のオフ症状が原因であれば貼付薬など持続性のある治療を試みる。ほかに原因がなければ睡眠薬を用いる
レム睡眠障害	・レム期に異常行動が出現する	・眠前にクロナゼパムの投与
下肢制止不能症候群（むずむず脚症候群）	・夜間とくに入眠時に、下肢の不快感、堪えがたい運動欲求を呈する	・ドパミンアゴニスト、ガバペンチン エナカルビルの投与

- 突発するとはいってもごく直近に予兆を感じることもあるので、そのような現象について患者によく説明をしておき、少しでもおかしいと思ったら、休むように説明します。
- 抗パーキンソン病薬のほとんどは眠気を誘発する可能性がありますが、個人差があります。眠気を催す傾向の強い患者はL-ドパ製剤でも眠気を訴えます。
- 臨床的経験から、眠気を催す頻度は、ドパミンアゴニスト＞ゾニサミド＞L-ドパです。逆に唯一不眠になる可能性があるのがセレギニンのため、眠気が強い患者にはあえてセレギニンを日中に用いることがあります。一方で、睡眠障害の患者には眠気を催しやすい抗パーキンソン病薬を眠前に投与することもあります。ただし、幻覚や妄想の出現に注意が必要です（あくまでも筆者の経験からの見解であり、エビデンスはありません）。
- 以上のような対応をしても良好な睡眠が得られないときには、睡眠薬の使用も考慮します。

■ 衝動性障害

- 病期が長くなってくると生じることのある症状です。パーキンソン病に関連する症状と捉えにくい場合があり、注意が必要です。
- パーキンソン病そのものから生じる場合と、投薬に伴って生じる場合があるので、事象を認識し、投薬調整に反映させる必要があります。
- ドパミン調節障害・衝動制御障害はパーキンソン病患者全般では6.1%、ドパミンアゴニスト服用患者では13.7%の頻度であり、男性では病的賭博（2.6〜8%）や性欲亢進（2.4〜8.4%）、女性では買いあさり（0.4〜3.6%）、むちゃ食い（3.6%）などがみられます。

◆ 対応

- 病的賭博や病的浪費を生じると生活上困窮することが多いため、運動症状の改善よりも、衝動性障害の改善を優先せざるをえない状況になることが多いです。この場合、まずドパミンアゴニストの漸減中止を考慮し、それでも改善がみられない場合には、L-ドパの減量も考慮します。

■ 幻覚・妄想

- パーキンソン病患者における幻覚・妄想は約3〜6割にみられるといわれ、パーキンソン病そのものから幻覚や妄想をきたしやすくなり、さらに環境や抗パーキン

ソン病薬により惹起・増強する場合もあります。

- 幻視が多く、とくに人や動物、虫などの幻視が多くみられます。

◆ 対応

- ごく軽度で本人に自覚がある場合には、運動症状の改善を優先し、とくに対処しないこともあります。ただし、そのような状態の患者に環境因子（発熱、脱水、入院、転居など）が加わると促進されることがあるため、患者および家族にその旨を説明し、対処の仕方をあらかじめ指示しておくとよいでしょう。
- まずは原因となっている**可能性のある環境因子**（発熱、脱水、入院、転居など）に対応します。
- 次に幻覚・妄想を惹起しているかもしれない**抗パーキンソン病薬を調整**します。できるだけ運動症状を増悪させないように配慮しながら行うため、L-ドパは最後まで残し、幻覚・妄想をきたしやすい抗パーキンソン病薬を**アマンタジン＞抗コリン薬＞ドパミンアゴニスト＞L-ドパ**の順に、改善するまで減量・中止していきます。
- 日本神経学会の「パーキンソン病診療ガイドライン2018」[1]では、最後に加えた薬を中止するとありますが、このような状況での投薬追加は追加薬剤の特性に期待していることもありますので、どの薬剤を中止するかは慎重に検討すべきと考えます。
- 以上の対応をしても不十分な場合は、コリンエステラーゼ阻害薬や錐体外路症状の少ない非定型抗精神病薬の投与を考慮します。抗精神病薬はガイドラインではクエチアピンが推奨されていますが、眠気が問題になることが多いため、日中には眠気の少ない薬剤を選んで使用します。睡眠障害を合併している場合にはあえてクエチアピンを眠前に用いることもありますが、翌朝の眠気が問題になる場合もありますので、薬剤への反応をみながら調整します。
- 在宅で頓服として用いる場合には、投与しやすいリスペリドン内用液を用います。興奮して吐き出したとしても少しは吸収されることを期待して使用します。
- 救急などで激しい幻覚・妄想ですぐに鎮静させなければならないときには、錐体外路症状が出るリスクはありますが、ハロペリドールの注射剤を用います。

■ 認知機能障害

- 病初期から認知機能障害がある場合には、レビー小体型認知症の可能性が高いです。

- パーキンソン病の場合、思考緩慢もきたすため、認知機能評価が難しい場合があります。
- 通常のパーキンソン病では進行期に認知機能低下をきたしますが、高齢発症が多い疾患のため、進行期にはさまざまな認知機能低下の要因が内在します。
- 認知機能低下をきたすと幻覚・妄想もきたしやすくなり、投薬調整に難渋するようになります。その結果、運動症状の改善が抑制されることもあります。

◆ 対応

- L-ドパ中心の治療とし、抗コリン薬を中止して、コリンエステラーゼ阻害薬を考慮します。
- 興奮が強い場合などではメマンチンを考慮します。

アドバンス・ケア・プランニング（ACP）

- 進行期に以下のような状態になりうるということについて、早い段階から患者にも理解を求め、そうなったときにどこまでの医療処置を望むのかをあらかじめ聞いておく、アドバンス・ケア・プランニング（ACP）や事前指示（AD）が重要です。
- 前項でも「人生の最終段階における医療・ケアの決定プロセスに関するガイドライン」について記載したとおり、これらACPやADは、患者の意思が確認できない場合には患者の意思を推定する根拠の一つと捉えるべきであり、単純に当てはめて医療・ケアの方針を決定すべきではありません。もう一度それらを参考に、医療・ケアチームが家族などとともに患者にとっての最善の利益を考えることが求められます。

■ 胃瘻の造設

- パーキンソン病の場合、抗パーキンソン病薬の効果が出ればADLが自立しますが、起床時が一番投薬効果が低下しているため、最も障害が強くなります。朝にオフになって服薬できないために一日中オフ症状が続いて寝たきりになってしまうことがあります。
- このようなときには、**起床時の服薬を確実に行うために胃瘻を造設する**ことがあります。その後は自力で食事がとれて、ADLも改善するため、この場合の胃瘻は栄養摂取のためではなく、投薬経路確保の役割であり、QOL改善のための処置と捉えられます。いわゆる延命治療とは異なる視点であり、患者・家族にこのことをよく説明します。

- すでに抗パーキンソン病薬の効果が限定的な場合、胃瘻造設は延命治療としての意味合いが強くなってきます。胃瘻の選択について家族などはより悩むことになります。

気管切開

- 進行期には誤嚥性肺炎を繰り返しますが、気管切開をすれば吸痰できるため窒息の危険性を避けることができます。しかし、この段階では寝たきりとなり、コミュニケーションも限られ、本人の意思決定能力は低下しているため、家族などは判断に困難を感じます。
- 家族だけに判断を押しつけるのではなく、医療・介護チームが一緒に考える姿勢が大切です。

Column

パーキンソン病のQOL評価

パーキンソン病の疾患特異的QOLの評価によく用いられているものとして、the 39-item Parkinson's Disease Questionnaire (PDQ-39)[2] があります (表2)。

ほかにも健康関連QOLの評価として、疾患特異的ではないthe Europe Quality of Life Questionnaire-visual analogue scale (EQ-VAS)、Europe Quality of Life Questionnaire-5D (EQ-5D)、the Short-form Health Survey (SF) scales (physical dimension & mental dimension) などが用いられています。

これらの指標では、総じてパーキンソン患者は一般の方に比べてQOLが低く評価されます。

[引用文献]
1) 日本神経学会 (監)：パーキンソン病診療ガイドライン2018.
   https://www.neurology-jp.org/guidelinem/parkinson_2018.html [アクセス年月日：2025 年 1月10日]
2) Zhao N, et al：Quality of life in Parkinson's disease：a systematic review and meta-analysis of comparative studies. CNS Neurosci Ther. 2021；27：270-9.
3) 日本神経学会：日本人におけるParkinson's Disease Questionnaire-39 (PDQ-39) の信頼性評価. 臨神経 2003；43：71-6.

Chapter 2　非がん疾患の心理過程とその対応

表2　PDQ-39日本版

パーキンソン病が原因で、次のようなことを経験することはどのくらい頻繁にありましたか？
この1ヵ月についてお教えください。
（それぞれの質問について、一番よく当てはまる番号に○印を付けてください）
全くなかった（　）、たまにあった（　）、ときどきあった（　）、よくあった（　）、いつもあった（　）
（もしくは全くできない）

問1　やりたい余暇の活動を行うのに支障を感じましたか
問2　家のことをするのに支障を感じましたか、たとえば日曜大工、家事、料理など
問3　買い物の荷物をもつのに支障を感じましたか
問4　1kmを歩くのに困難を感じましたか
問5　100mを歩くのに困難を感じましたか
問6　好きなように家の周りを歩くのに支障を感じましたか
問7　人混みのなかで移動するのに支障を感じましたか
問8　外出の際に付き添いが必要でしたか
問9　人前で倒れるのではないかと恐ろしくなったり、心配になりましたか
問10　望む以上に家に引きこもらなければなりませんでしたか
問11　自分の身体を洗うのに不都合を感じましたか
問12　着替えをするのに不都合を感じましたか
問13　ボタン掛けや靴ひもを結ぶのに苦労しましたか
問14　字をきれいに書くのに苦労しましたか
問15　食べ物を箸やナイフで一口サイズに切るのに苦労しましたか
問16　飲み物をこぼさないようにもつのに苦労しましたか
問17　気分が落ち込みましたか
問18　疎外感、孤独を感じましたか
問19　涙ぐんだり、泣きたくなったりしましたか
問20　怒ったり、憤慨したりしましたか
問21　何となく心配（不安）になりましたか
問22　自分の将来が心配になりましたか
問23　自分がパーキンソン病であることを人に隠さなければならないと感じましたか
問24　人前で食べたり飲んだりするような状況を避けましたか
問25　パーキンソン病であるために人前で恥ずかしい思いをしましたか
問26　他人の自分に対する反応を心配しましたか
問27　親しい人間関係に問題がありましたか
問28　妻/夫や同居者からあなたが必要とする支えが得られないということがありましたか
問29　家族/親しい友人からあなたが必要とする支えが得られないということがありましたか
問30　日中気がつかない（予期せぬ）うちに眠ってしまったことがありましたか
問31　注意力に問題がありましたか。たとえば読書やテレビを見ているときなど
問32　記憶力がわるくなったと感じましたか
問33　いやな夢や幻覚を見ましたか
問34　話をするのに支障がありましたか
問35　適切に他人と会話ができないと感じましたか
問36　他の人から無視されたと感じましたか
問37　苦痛を伴う筋肉の痙攣やひきつけがありましたか
問38　関節や体に痛みを感じましたか
問39　不快な寒さや暑さを感じましたか

［文献3）より作成］

Case

周囲からの無理解が患者の孤独を生じさせている例
パーキンソン病と診断された40代女性。パーキンソン病と診断された際には混乱がみられましたが、熱心に服薬し、何とか病状の改善を望めるように努力をしていました。服薬治療を始めて7年ほど経つと薬の効きにくさが生じ、手術療法を主治医から勧められましたが、承諾しかねている状態が継続していました。次第に表情が乏しく、口数も少なくなり、手足が不規則に動くジスキネジアも出現しました。患者の動きは家族や周りの人からも異様にみえるようになり、かつうつ状態のようで会話も成立せず、徐々に家族も患者から離れていき、療養病棟に入院することになりました。

＜対応＞

　理学療法士によるリハビリテーションと、病棟での集団作業療法を頻回に行いました。

　家族関係が疎遠になってしまったこととうつ状態を心配した主治医より、心理職に臨床心理面接が依頼されました。最初から心理職と50分の会話（心理療法）を行うのは困難であると判断し、午前中の晴天時に心理職が車いすを押し日光に当たりながら、ぽつぽつと会話をすることから始めました。悪天候時には、病室でぬり絵やスクイグル（なぐり描き）をしていると、病気になってからのさまざまな想いや家族と疎遠になってしまった寂しさなどが語られました。

　毎週の心理療法を継続するなかで、語られた短い言葉が積み重なっていき、患者の同意を得てそれらを医療チームや家族と共有しました。すると、患者の想いを知った家族は頻繁に面会に来るようになりました。

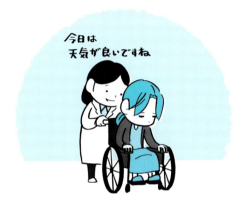

[解 説]
　家族は、患者がすでに意思疎通ができない状態になったと誤解することがあります。医療チーム（看護師や薬剤師）が折々に病状説明や啓発活動を行うことが必要です。
　パーキンソン病の症状により表情がなくなったり、動きが遅くなることで、一見抑うつ症状にみえることもありますが、実はそこまでのうつ状態ではないこともあります。体が動かないとこころも動かないと誤解されやすいですが、患者との関わりを諦めず、軽い運動などを介在させながら、患者のこころの機微も感じ取れるようにしましょう。

Chapter 3

非がん患者のこころのケア
Tips & Topics

治療的自己

治療的自己とは

- 治療的自己とは、「医師自身の人柄が患者の病を癒すことに影響する」とする考え方で、「医師の品格」といわれることもあります。
- 治療の道具は身体面の診療では、薬、メス、高度医療機器、技術などがあげられますが、心理面の診療においては、治療者自身の人柄が重要な要素となります。
- 英国の精神分析医であったMichael Balintは、「『医師という薬』のよい作用を向上させることが重要である」と表現しています。

治療的自己の違いの例

消化器外科の患者たちがX医師（研修医）の治療の仕方や態度について、「無愛想で横柄」、「短気で怒りっぽい」と不満を述べていました。同じ頃、泌尿器科では複数の患者がX医師と同期の研修医で年齢も臨床経験も同じY医師への尊敬や好意について話をしていました。

数ヵ月後、両医師の病棟が交代となりました。その途端、泌尿器科からの緊急相談が増えました。患者たちは以前よりイライラしがちになり、不安を訴え、病棟内での問題行動が増えました。病棟の担当医はX医師でした。一方、Y医師のいる消化器内科では万事が平穏無事でした。両医師ともに同じ医学部を同等の成績で卒業し、同じ施設で同じように患者を診ているのに、いったい何が違うのでしょうか。

■ マニュアルどおりに進む医療（治す医療）と進まない医療（治らない医療）

- われわれ医療者は多くの「治す」（こうすべきといったマニュアル）に沿った教育を受けます。これらの例として、教科書やガイドラインなどにあるさまざまな治療やケアの方法があげられます。
- それでうまくいく（病気が治る）ときはそれでよいのですが、「治らないときどうするか」に関する記載は通常はありません。または、「緩和ケア」や「オピオイド」と書いてあるのみかもしれません。
- 治らない病気のときに、「治療的自己」がとくに大切になってきます。

■ 治療的自己を身に付けるためのコツ

- 治らない患者を前にしたとき、「治してあげる」、「治す」といった**治療者の視点から病者の視点への「視点の移行」**が大切になってきます。
- そのためには「共感・共鳴」(Chapter 3-02参照) の能力を高める必要があり、専門的トレーニングが必要です。
- 具体的には、医療者が**自身のマイナスの側面を受け入れるように、自己分析することで得られる気づきに注目する**とよいといわれています。
- 例としては、医療者自身が抑圧し拒絶してきた自分（劣等感や性格など）、病気、挫折、喪失などに気づくことがよくあります。それを自分でどう考えるでしょうか。"**何ともできない、何とも言えない**"気持ちになることもあるでしょう。
- この感情を意識して診療に臨むことはとても大切です。目の前の治らない患者も同じように"何ともできない、何とも言えない"気持ちでいるかもしれません。
- そのうえで、患者（および患者が大切にしているもの）を尊重する姿勢（=「人を診る医療」）で対応することが基本となります。
- 自分のなかの病者を抑圧した医師は、一見たくましく、頼りがいがあるようにみえます。しかし、決して真に患者の側に立とうとはしません。「面倒くさい患者」、「話の長い患者」、「手のかかる患者」といった表現をしばしば用い、自己分析（自分自身を振り返ること）は決してしません。患者の側に立とうとすればするほど、抑圧した不安や恐怖に直面せざるをえなくなるからです。
- まずは、**自分が言いたくなったことを言わない**（少し我慢する）ことをお勧めします。これを行うことで患者から得られる情報量、患者との関係性の深まり方がいかに大きいかに気づくことができれば、治療的自己の体得に一歩近づいたといえるでしょう。

どう実践するか

 Scene 1　治療的自己が役立った非がん患者

糖尿病性腎症で腎不全末期の50代男性患者。他院で脳梗塞の治療を受けた後、脳梗塞後のリハビリテーション目的で転院してきました。当初、患者はすぐに怒鳴る、威圧的な態度をとると評価され、スタッフも疲弊していました。その結果、患者の治療意欲が低下し、リハビリテーションも思うように進みませんでした。主治医は、自分が患者に対して陰性感情を抱いていることを意識しながら、自己

分析を行い、患者との関わり方を模索しました。その過程で、主治医自身が大きな声で話す威圧的な男性患者を苦手としていることに気づきました。それは、自身の父親と似た点があるためで、"何ともできない、何とも言えない"気持ちを抱いていたからでした。

主治医は、患者から逃げ出したい気持ちや言い返したい気持ちを少し我慢しつつ、患者が大切にしているもの（家族との絆を取り戻し、もう一度家族としてやり直したいという希望）を尊重する姿勢で対応するよう努めました。

患者自身も暴力的な父親に育てられた経験があり、自身も結婚後に妻や子どもに暴言を繰り返した結果、家庭内別居状態となっていました。主治医は患者の怒りを受け止め、初期には関係性の構築に注力し、中期以降は家族との絆をテーマに患者と話し合いました。

その結果、患者の怒りの意味（父親への怒り）について双方で理解が深まり、次第に患者の怒鳴る態度や威圧的な振る舞いがみられなくなりました。さらに、スタッフや家族との関係性も少しずつ改善しました。患者はリハビリテーションに対しても意欲的に取り組むようになり、「先生やスタッフの方々にはずいぶんひどい発言を繰り返してしまい申し訳なかった。自分が明らかにおかしいのに、それをずっと我慢して聞いてくれた方はこれまでの人生にはいなかった」と涙を流しながら述べました。

その後、2ヵ月が経過すると、患者自身が自分の対人関係上の問題について振り返るようになりました。そして、「家族とともにもう一度、前を向いて生きていきたい」と妻と笑顔で述べ、退院していきました。

[参考文献]
- ジョン・G・ワトキンス：治療的自己：治療を効果的に進めるための医療者の心得，日本心療内科学会治療的自己評価基準作成委員会（訳），アドスリー，2013
- Balint M：実地医家の心理療法，池見酉次郎ほか（訳），診断と治療社，p353-93，1967
- 中井吉英：心療内科初診の心得：症例からのメッセージ，三輪書店，2005

共感と共鳴

共感とは

- 共感という言葉は日常臨床でよく使用される言葉です（診療録によく「共感して傾聴」と記載されていますね）。
- 共感は、**他者の気持ちを理解する**ことを意味します。すなわち、**患者が置かれた状況を想像し、患者が表出した気持ちを理解する**ことです。
- 患者に共感したり共鳴することは、非がん患者の緩和ケアにおいて基盤となるケアであるといえます。患者や家族との関係性の構築にとても役立つとともに、気持ちのつらさに対する強力な心理的アプローチになります。
- 病状の進行によって、身体機能・身体症状を改善することが難しい場合でも、自分のことをわかってくれる医療者がいると感じることができるだけで、患者にとって安心感につながることが多いです。

■ 共感力には個人差がある

- どれくらいの深さで共感できるかは、おそらく医療者によって異なることが多いでしょう。
- 例として、「会話をするだけでも息苦しい患者」の気持ちを医療者はどれだけ理解できるかについて考えてみます。おそらく初期研修医よりも終末期呼吸器疾患の患者を何百人も診てきたベテランの医師のほうがより理解しやすいでしょう。しかし一方で、経験を積むことで何人も同じ症状を診てきて慣れてしまい、患者の苦痛を軽く見積もってしまうということもあるかもしれません。
- 医療者自身の想像力にも個人差が大きいでしょう。

■ 共感行動：共感したことは患者に伝えよう

- 医療の現場では、患者の苦痛に医療者が共感するだけではあまり役に立ちません。**共感したことを患者に伝える必要があります。** このような行為を**共感行動**といいます。

- 共感行動の非言語的な方法には、目線を合わせながら、その場に適切な表情で相づちを打つといったものがあります。

- 共感行動の言語的な方法としては、患者の言葉を繰り返す、沈黙を差し挟む、気持ちのつらさの背景を探る、それが理解できるものであることを伝える、といったものが教科書などに記載されています。

- 共感行動はうわべのスキルで本当の共感ではないという批判を聞くことがあります。しかし、**この患者が置かれた状況ではこういった気持ちになるのは理解できると思ったうえで共感行動が出てくれば、理想的な共感**といえるでしょう。

- たとえ十分に患者のつらさを理解できなくても、共感行動をスキルとして意識的に実施するほうが、患者に「この医療者はわかってくれている」と思われる可能性は高いのではないでしょうか。

- 共感行動をすることで、患者の反応を体験することができ、次回以降の医療者の共感行動がより洗練されていくというメリットもあると考えられます。

共鳴とは

- 共鳴は「患者とともに感じ（ともに楽しみ、ともに苦しみ）、ともに理解するという治療者の内的体験」のことであり、**患者と同じ感情状態を一時的および部分的に自らが体験します。**

- 患者の体験と比べると、当然ながらその体験の程度は多くの場合、実際よりも小さいものとなります。しかし、共鳴ができるようになることで、患者の気持ちをより深く感じることができるようになるかもしれません。

どう実践するか

 Scene 息苦しくて日中のほとんどをベッド上で過ごすCOPD患者

患者：動くとしんどいからほとんどベッドの上で過ごしています

医療者：（頷きながら聞く）
日中はだいたいベッドの上＜患者の言葉を繰り返す＞

患者：そうなんです。
だんだん動けなくなってしまってつらいです…

医療者：……（頷きながらしばらく沈黙）

患者：家族にも負担をかけてしまって…

医療者：ご家族に負担をかけてしまっていることへの申し訳なさもある＜患者の言葉の意図を汲んで繰り返す＞

患者：そうそう、ほんとに申し訳ない…

（その後も医療者は特別な助言はせず、患者の話を共感しながら傾聴）

患者：病気がよくなるわけじゃないけど、先生に話を聞いてもらって少し気持ちがすっきりしました

[参考文献]
- ジョン・G・ワトキンス：治療的自己：治療を効果的に進めるための医療者の心得，日本心療内科学会治療的自己評価基準作成委員会（訳），アドスリー，2013

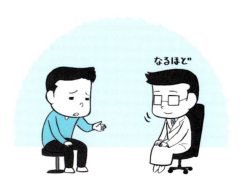

防衛機制

防衛機制とは

- 防衛機制とは、**人が不快な状況や緊張・不安を引き起こすような情動に対して、自分のこころが傷つかないように自己を守るために働く心理的な機能**のことです。通常は無意識の状態で作用し、こころの安定を図ります。
- われわれはこれを日常生活でもよく無意識に用います。学会発表の前日にスライドが完成していないのに部屋の掃除に時間を費やす（**逃避**）、「運動しようと思えばいつでもできる」、「少し体重が重いだけで肥満ではない」（**否認**）などが代表的な例です。
- 通常、**未成熟（神経症的な防衛機制を含む）な防衛機制**と、**成熟した防衛機制**に大別されます。

医療者の防衛機制

- 医療者も防衛機制を頻用することが知られています。ある研究では、113人の医師に対して15分の医療面接を録画したところ、平均で約1分に1回の防衛機制を利用していました[1]。
- 看護師が頻用するのが、"**置き換え**"です。患者から怒りをぶつけられた担当看護師が「先生、あの患者さんともっと真剣に向き合ってください！」と主治医に連絡する姿を想像するとわかりやすいかもしれません。つまり八つ当たりのことです。
- 医師が頻用するのが、"**合理化**"や"**知性化**"です。簡単に言うと、言い訳と屁理屈になります。「あの患者は落ち着いているから今日は訪室しなくてもよいだろう」のように、関係性のうまくいっていない患者の訪室を控えるケース（合理化）、病状説明のときに患者の家族から患者の急変について厳しく追及された際などに、「この急変は予測のできなかったもので、急な敗血症性ショックからくるARDS

03 | 防衛機制　155

表1　成熟した防衛機制

	説明・解説	例
愛他主義	自分の利益や損得勘定抜きに人に尽くすこと	• 慈善活動を行う看護師 • 病欠の同僚の業務（代診など）を請け負う医師 • 機械に弱い上司にPCの使用方法を教える研修医
予測・先取り	前もって「こんなことが起きるかもしれない」と考え、それに対処すること	• 「人生いいことばかりではないから」と、CTの結果が心配なので、妻に付き添ってもらおうと考える患者 • 来月は学会発表、書類の締め切りに加え、子どもの送迎と親の入院もあるから大変なので、今月頑張ろうとする医師
ユーモア	ストレス要因などの面白い面を強調することにより、それに対処すること（笑いを伴うことが多い）	• 「がんになって大変やけど、お母ちゃんはえらい優しくなったで（笑）」と話す患者 • 「コロナで飲み会は減って寂しいけど、肝臓とお財布は喜んでます（笑）」と話す患者
昇華	つらい経験を糧とし、もっと価値のある他のことを頑張ること	• 失恋の悲しみを糧にテニスクラブの活動を頑張り国体選手になった医学生 • ジムに行ってイライラした感情を発散し、健康増進に励む医療者
抑制	不安感や不快感を感じることなどを考えないように意識的に我慢すること 無意識レベルの抑圧は未熟な防衛機制であり、異なります	• 夫のだらしないところには目をつむり、小言は押さえて、夫婦関係を保っている看護師 • 会議中の上司の横柄な態度にイライラして反論したかったが、場の空気を考え、会議終了まで我慢する医師

［文献2）より作成］

に対して、ステロイドパルス療法を実施しましたが…」のように専門用語を並べて説明するケース（知性化）を想像するとわかりやすいかもしれません。

• 患者が医療者に共感されたと感じる要素の一つに、医療者の「成熟した防衛機制」があげられています。

• 成熟した防衛機制の例としては、①Altruism（愛他主義）、②Anticipation（予測、先取り）、③Humor（ユーモア）、④Sublimation（昇華）、⑤Suppression（抑制、我慢、忍耐）[2]などがあげられます（表1）。

■ 患者の防衛機制への一般的な対応

• 患者は不快な状況や緊張・不安を引き起こすような情動に対して、自分のこころ

が傷つかないように無意識に防衛機制を働かせています。このため、その防衛機制を指摘して改めさせようとはせず、**支持的に対応していくことが基本**になります。
- ただし、治療に悪影響が出る場合［例：疾患の重篤性を否認（防衛機制）し、治療を受けないなど］は、穏やかな直面化を図ることもあります［例：喫煙（防衛機制の"逃避"）を続けるCOPD患者に、「お孫さんの成長を元気に長く見守るためにも、禁煙を一緒に頑張りませんか？」と声をかける］。

どう実践するか

- 非がん患者における防衛機制（未成熟なもの）の事例を紹介します。

 Scene 1　50代男性

- 状況：心不全による呼吸困難で1週間前から入院中。モルヒネなどで1週間治療しているが、呼吸困難が十分にはとれない状況で、担当看護師に「もういい加減にしてくれ！ 早く息苦しいのを治してくれ！」と激怒する。
- 防衛機制：置き換え（特定の人物や物などに向けられた欲求や感情の表現が難しい場合に、対象を別の人物や物に置き換える行動。八つ当たり）
- 背景：呼吸困難が改善せず、病状進行への不安が募っている。

 Scene 2　70代男性

- 状況：COPDによる呼吸不全で1週間前から入院中。在宅酸素療法中で、月単位の予後を伝えられている。病棟では常に"よい患者"でいつもニコニコして医療者とも話す。病状悪化の説明も達観したように聞いている。"否認"を疑ったが、病状は十分理解している。
- 防衛機制：抑圧（不快な体験や考えを無意識に押し込み、忘れさせる働き）
- 背景：幼少期から両親が不仲で、気づけば常に人の顔色を見て行動してきた。とくに怒りや悲しみ、恐怖、不安などの感情は出せない。

※意識的な抑圧は「抑制」といい、成熟した防衛機制です。

 Scene 3　50代女性

- 状況：腎不全で透析目的に1週間前から入院中。食事制限があり、入院生活について「窮屈だ！」、「前の病院ではもっと自由だった」と不満を言う。看護師の反応が本人の意図するものと異なった場合にはすぐに泣いたり、要求が通らないとむっとした態度をとるなどの行動がみられ、お気に入りのぬいぐるみを抱いて寝ている。

- 防衛機制：退行（未熟な発達段階に戻り、子どものような言動をとることで不安を避けようとする行動であり、"逃避"に含めることも多い）
- 背景：透析導入になってしまうという恐怖や不安。

※退行には、赤ちゃんのように振る舞って気を引こうとしたり、甘え言葉を使ったり、指をしゃぶるなどのわかりやすい例もありますが、相手に依存的になったり、活動範囲が狭くなったりするだけのこともあります。

心理的葛藤を無意識に身体症状に転化してしまう「転換」やリストカットなどの「行動化」といった、より成熟度が低い防衛機制もあります。

[引用文献]

1) Bernard M, et al : Communication skills training and clinicians' defenses in oncology : an exploratory, controlled study. Psychooncology. 2010 ; 19 : 209-15.
2) Vailant GE : Adaptive mental mechanisms : their role in a positive psychology. Am Psychol. 2000 ; 55 : 89-98.

病態仮説の構築

病態仮説とは

- 病態仮説は心理社会的因子を含む病態の相関図です[1]。
- 例として、身体診察所見、面接で得られた情報などをもとに、**精神・心理症状、身体症状、心理社会的因子のつながり**をまとめたものを**図1**に示します（本例は後述の「どう実践するか」でも紹介します）。

■ 病態仮説を構築する意義

- 病態仮説を構築すると、その過程で**なぜ症状（もしくは問題）が持続しているのかを理解する**ことができます。
- 図に示すことで、医療者の間で視覚的に病態を共有することができ、**多職種が同じ方針で患者に関わる**ことができるようになります。**図2**に示すように、さまざまな要因をあげることで、どの要因に対してどのようなアプローチを行うかを検討することができます。
- さらに、患者に病態仮説を提示することで、患者自身が**自分の症状（もしくは問題）を理解する**ことにも寄与します。

■ 病態仮説を使用するときの注意点

- ある病態仮説を構築し、その病態仮説に基づいたアプローチを行ったにもかかわらず、あまり変化が起こらない場合（**表1**）、その**仮説に固執せず、さらに検討を行う**ことが重要です。
- 医療者が構築した病態仮説をそのまま患者に伝えるかについては、**患者がその病態仮説に納得しそうかどうか**についてよく考えたうえで判断する必要があります。

04 | 病態仮説の構築

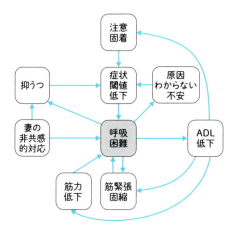

図1 病態仮説の図の例

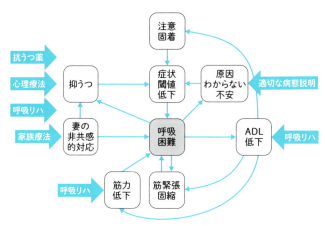

図2 病態仮説の要因ごとへのアプローチ

表1 病態仮説に基づくアプローチがうまくいかない理由

病態仮説は合っているが変化に時間がかかっている	患者の病態が長く続いているために固定化している これまでの人生で培われた信念や行動のために短時間では変化が起きにくい
病態仮説は合っているが患者が仮説に納得していない	患者が納得していない場合は、患者の行動変容が起こりにくい
病態仮説は合っていたが、経時的に変化した	例：当初は職場の人間関係が影響している病態仮説を構築したが、その後、家庭内の人間関係の影響が大きくなった
病態仮説が合っていない	患者の語りや診察所見から構築した病態仮説がずれていることはしばしばある →常にブラッシュアップを心がける

どう実践するか

 Scene 前ページで図示したケース（医療者の頭の中と提示図の違い）

> ちょっと動くだけで息が苦しくなります。足もこんなに細くなってしまって。最近は食欲もなくなってきています。地域の歴史を解説するボランティアも昨年でやめて、カラオケ喫茶にも行かなくなりました ─ 患者

> そんなん言っても仕方ないよね、自分がタバコ吸ってたんやから。前は二人で散歩もしてたんですが、最近は家から出なくなって。酸素の数値（SpO₂）ばっかり気にしてます ─ 患者の妻

医療者 ─ 現在の症状が何で起こっているかを考えていたのですが（頭の中は図1）、お二人の話をお伺いしてよく理解することができました。本当に助かりました＜コンプリメント＞
同じような症状をおっしゃる患者さんは多いように思います＜一般化＞
たぶんこういうことが起きているんだと思います
（患者・家族が受け入れやすい図3を提示）

> まさにおっしゃるとおりだと思います ─ 患者

医療者 ─ 少し肩を診せてくださいね
（肩の筋肉の圧痛を確認）

> 痛たた…! ─ 患者

医療者 ─ やっぱり上半身の呼吸に関連する筋肉も凝っているみたいですね。治療としてはこんなことが考えられます（図4を提示。医療者の頭の中は図2）。短期間入院して効果をみてみようと思うのですがいかがですか？

> 少しでもましになるなら、お願いします ─ 患者

その後、図2のアプローチを行い、患者の抑うつ、呼吸困難は軽減しました。

[引用文献]
1) 松田能宣：心と体のつながり：病態評価と心身相関の気づき．レジデント3&4月号, p12-9, 2017
　→ 心身症の病態仮説の構築についてより詳しく学べます

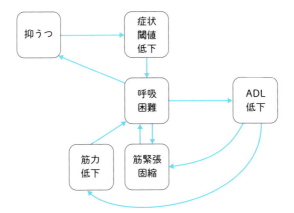

図3 患者・家族に提示した病態仮説の図

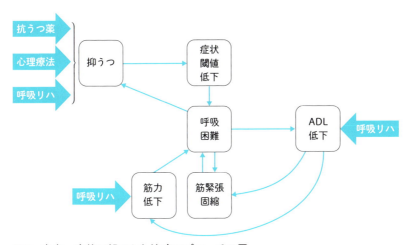

図4 患者・家族に提示した治療アプローチの図

ジョイニング

ジョイニングとは

- ジョイニングとは、**患者やその家族と良好な関係を構築するために、患者やその家族の価値観や役割、コミュニケーションのルールに合わせようとすることです**。平たく言えば、「お仲間にさせていただくこと[1]」といった意味です。
- ジョイニングは、家族療法（システムズアプローチ）において最も重要な概念とされています。患者やその家族の現状を肯定的に受け止めながら、合流していくことが基本姿勢です。
- ジョイニングは、面接のはじめに行うだけではなく、常時行います。

ジョイニングを促進させるためのポイント

◆ 相手の雰囲気に合わせる
- 相手の言葉遣いや文化的な背景など、非言語的特色に合わせます。
- 礼儀正しい雰囲気であれば礼儀正しく、ユーモアがある雰囲気であればユーモアを織り交ぜながら、悲しそうな雰囲気であれば悲しそうに、雰囲気を共有します。

◆ 相手の動きに合わせる
- 相手の姿勢やしぐさ、表情などに合わせます。
- 相手が身を乗り出して話している姿勢であれば身を乗り出し、首を傾げたら首を傾げるなど、相手の動きと同じような動きをします。
- あくまでも"自然に行う"のがポイントです。
- 感情や言語のレベルではなかなか距離が縮まらないと感じるときには、これを試すとその相手に対する苦手意識が薄れてくるかもしれません。

◆ 相手の話の内容に合わせる
- 相手が話している内容に、意見を合わせたり頷いたりします。

- 患者やその家族がどのような考えをもっているかを把握し、**家族の共通項に対して意見を合わせたり頷いたりすることが重要です。**
- 患者や家族の意見が対立している場合には、中立性を維持することも必要です。

◆ 相手のルールに合わせる

- これはジョイニングで最も重要かつ効果的です。
- **家族にはさまざまな役割やルールがあるため、医療者もそれに沿っていきます。**
- まず誰が挨拶をするか、誰が家族を紹介するか、誰が問題を語るか、気まずい雰囲気になると誰がそれを和らげるかなど、それぞれの役割を見極めて対応します。
- たとえば、よく喋る妻と寡黙な夫が面接に来たとします。そのとき、よく喋る妻を黙らせて、夫に無理に話をさせようとするのは、その家族の役割やルールに沿っているとはいえません。妻が喋り、夫は黙っているというルールがその家族に存在しているためです。まずは、患者やその家族のルールに合わせることから始めてみましょう。

どう実践するか

Scene 「坂道を上ると息切れして苦しい」と訴えるCOPD患者

夫婦同席での面接。入室後、まず患者が挨拶し、その後に患者が妻を紹介しました。それに対して医療者はまず患者に挨拶を返し、それから妻に視線を送り挨拶をします。この時点では夫が挨拶の主導権を握っているため、医療者はそのルールに従い挨拶をしました。

患者:
（胸の辺りを押さえながら苦しそうな表情で）
最近、胸の辺りが苦しくて、坂道を登ると息切れがするようになりました

医療者:
（患者と同様胸の辺りに手を当て、やや苦しそうな表情で）
胸の辺りが苦しくて、坂道で息切れするようになった
＜相手の動きや話の内容に合わせる＞

患者:
はい。でも、できるだけ止まらずに歩くようにしているんです。鍛えたほうがいいのかなと思いまして（笑）
若い頃は体力には自信があったので

医療者:
なるほど（笑）＜相手の雰囲気に合わせる＞
それは頼もしいですね。若い頃は何か運動などされていたのですか？
（医学的には必要ないと感じる話でも、相手の価値観を知り合わせていくためには必要なコミュニケーション）

(患者は若い頃に行っていた運動について自慢げに話し、医療者はそれを興味深く聞く。妻は二人の会話を穏やかな表情で聞いている)

医療者 ― 話は戻りますが、症状について奥様から見られてどうか、様子をお聞きしたいのですがよいですか？
（妻に視線を送り、再度患者に視線を戻す。コミュニケーションの主導権を夫が握っているため、妻とコミュニケーションをとってよいか、夫に確認してから妻に質問する）

どうぞ、聞いてください（患者が妻に視線を送る） ― 患者

医療者 ― 奥様から見られて、ご主人の様子はどうですか？
（患者にも視線を送りつつ）

もともと体力に自信がある人だったので…でも、今はつらそうで…。坂道を登るときも、途中で休みながらゆっくり行けばいいと言うのですが、休まずにどんどん歩いて、後でとてもつらそうなんです… ― 患者の妻

医療者 ― 奥様は、ご主人がつらそうにしている様子を見て心配されているんですね（妻が夫の様子を見ながら話すため、医療者も同じように夫の様子をうかがう）

そうなんです、心配で（患者に視線を送る） ― 患者の妻

妻には、自分のために時間を使ってもらうのは申し訳ないと思うし、自分が少しでも元気でいないとと思っているんです ― 患者

もちろん元気でいてほしいです。でも、無理をしてしんどくなったらどうしようもないじゃない…（妻が患者に視線を送る） ― 患者の妻

(夫婦が互いに思いやり合っているエピソードが語られる)

医療者 ― お互いに相手のことを思いやり合っているご夫婦なんですね

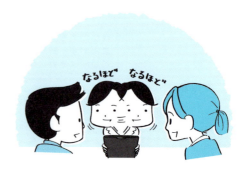

患者やその家族の価値観、コミュニケーションのルールに沿いながら医療者自身の動き方を合わせていきます。この夫婦の関係性において、主導権を握っているのは夫（患者）であるため、夫に確認をとりながら、夫を中心としてコミュニケーションをとっていきます。

〔引用文献〕
1) 東　豊：セラピスト入門：システムズアプローチへの招待，日本評論社，1993

〔参考文献〕
- 田中　究：心理支援のための臨床コラボレーション入門：システムズアプローチ，ナラティヴ・セラピー，ブリーフセラピーの基礎，遠見書房，2021
- 遊佐安一郎：家族療法入門：システムズ・アプローチの理論と実際，星和書店，1984

リフレーミング

リフレーミングとは

- 人は経験や信念や文化圏の影響などから構築された**枠組み（認知の特徴・捉え方）**をもち、枠組みを通してさまざまな事象に意味づけを行っています。
- リフレーミング[1]は、**枠組みが変化するように積極的に会話を展開したり、別の枠組みを提示することで意味づけを変え、感情や認識に変化を促す心理的技法**です（表1）。
- 枠組みは大きいもの（人生、宗教など）から、比較的小さいもの（疾患、薬、人間関係など）まで幅があります。また、枠組みによって変化の容易さが異なります。
- 依頼内容や患者の主訴に合わせて、問題となっている事象に影響を与えている枠組みを把握することに加え、**枠組みの変化を患者が受け入れられるかどうかアセスメントすることが重要です。**
- 患者のもつ枠組みを否定せずにいったん受け入れ、変化が生じやすい枠組みから

表1　リフレーミングの例

リフレーミング前	リフレーミング後
不安がり、怖がり	（性格の水準の場合）慎重 （症状の場合）危機に対するアンテナが敏感
落ち込みやすい、気分が落ち込む	（性格の水準の場合）真面目、真剣に考える （症状の場合）落ち込むのが当然の反応
家庭を顧みなかった	（仕事に熱心な場合）仕事に邁進、集中していた （夫婦関係良好な場合）妻に家を任せられた
死ぬのが怖い	（患者が人生によいイメージをもっていた場合）充実した人生だった

リフレーミングを成功させるためには、リフレーミング後のカッコに記載したような"事実や過去のエピソード"を多く引き出しておくことが重要です。
本表はあくまでも一例です。他の枠組みやリフレーミング内容でも同様に行います。

徐々にリフレーミングを促していくことがリフレーミングのスムースな導入につながります。

どう実践するか

▶ Scene 1　60代男性

慢性心不全の患者。気持ちの落ち込みに対して介入依頼があり、意欲・活気の低下が認められました。

患者：無茶苦茶な生き方をしてきたから病気になったのかな。そのことを後悔してしまう

心理職：そうお考えなんですね。どういった人生かお聞きしても？

患者：仕事ばかりだった。酒も浴びるように飲んできた

心理職：仕事に邁進されてきた

患者：そうそう（酒と仕事での活き活きとした話を続ける）

心理職：なるほど。仕事に自信をもって励まれてきたんですね
＜小さな枠のリフレーミング＞

患者：そうなんです。頑張ってきたんです。無理し過ぎたのかな…

心理職：頑張り過ぎたのですね。それだけ仕事に力を入れてこられた
＜「生き方」の枠組みに対するリフレーミング＞

患者：そうかもしれません。仕事が楽しかったから

はじめ患者は自身の人生に対して「無茶苦茶な生き方」と意味づけしていました。心理職による小さな枠組みから大きな枠組みへのリフレーミングの試みにより、最終的に「頑張り過ぎて無理をしてしまった」という認識へと変化しました。医療スタッフとの会話でも徐々に笑顔がみられるようになりました。

▶ Scene 2　70代夫婦

夫婦での医療面接。夫がCOPD患者で、治療について夫婦間の衝突がたびたび生じているとのことでした。

患者：こいつ（妻）が細かく言うから！＜妻が問題だという枠組み＞

患者の妻：あんた（夫）が言うこと聞かへんからやろ！
＜夫が問題だと言う枠組み＞

心理職：これまではどんなご夫婦関係だったんです？

この人がわがままで、私はいっつも心配してばっかり！ ― 患者の妻

心理職 ― なるほど、旦那さんは結構好きにしたいタイプ？

そうや。今までも好きにやってきた ― 患者

心理職 ― なるほど。奥さんって、結構旦那さんの言うとおりにやってくれていた？

そうなんやけど、最近うるさい。あれしろこれしろって ― 患者

心理職 ― 最近なんですね。奥さん、もしかして旦那さんのことが気になって仕方がない？ <妻に対して夫の枠組みのリフレーミング>

そりゃそうですよ ― 患者の妻

……（意外そうな表情） ― 患者

心理職 ― なるほど。（夫に対して）奥さんは旦那さんのことを大事に思ってくれている？ <夫に対して妻の枠組みのリフレーミング>

それは…まぁ ― 患者

（頷きながら賛同） ― 患者の妻

心理職 ― なるほどなぁ。奥さんは旦那さんに対して愛が深い？
<夫婦関係に対するリフレーミング>

（夫婦ともに恥ずかしそうにする）

夫はこれまでの生活内の関係性が変化したこと、妻は夫の体に対する不安から衝突が増えていました。互いに対する認識の変化および夫婦関係のリフレーミングを行い、これ以降は夫婦の衝突は消失しました。

［引用文献］
1) J.K. ゼイク（編）：ミルトン・エリクソンの心理療法セミナー，成瀬悟策（監訳），星和書店，p38-40, 1984

メタファー

メタファーとは

- メタファーとは**隠喩**のことで、直喩や換喩などとともに比喩の一部（**表1**）ですが、この辺りを厳密に区別せずに比喩全般の意で使われているのもよく目にします。
- メタファーを何のために使うかというと、一番の目的は**複雑な物事を身近でわかりやすいものに置き換える**ことで理解を容易にすることです。
- それに加えて、はっきりとした言葉で表現できない、受け手の感性に訴えるニュアンスも含まれていて、**言葉で説明する以上のものを伝える**こともできます。

メタファーの非言語的効果

- 慢性疼痛でよく使われる「痛みは体の火災報知器の誤作動」というメタファーについて考えてみましょう。
- 「痛み＝体の異常を知らせる役割」と「火災報知器＝火災という異常を知らせる役割」という類似点から置き換えたものです。

表1 比喩表現の種類

用　語	日本語訳	意　味	例
メタファー	隠喩	喩えであることを明示しない、異なる領域間の要素を用いた類推	新幹線→日本の大動脈
シミリー	直喩	「〜のような」などを用いて、喩えであることを明示した類推	綿菓子のような雲
メトニミー	換喩	要素同士が関連した類推	永田町→国会
シネクドキー	提喩	部分的語で全体的意義を表す、またはその反対の方法	米→食料（部分→全体） 花→桜（全体→部分）
アレゴリー	諷喩	本義をそれとなく推察させる修辞法 ことわざや慣用句で多用	情けは人のためならず

- 機械は故障することがあり、警報が鳴っても実は危険がない場合もあるという可能性も示唆しています。
- 火災報知器の誤作動は小学校で聞いたことがある人が多いので、体験的、感覚的に受け入れやすいという面もあります。
- 結果として、患者に慢性疼痛では「痛みは煩わしいものだが危険はない」という考えを受け入れてもらいやすくなります。

■ メタファーを用いたリフレーミング

- メタファーには喩えられるもののイメージや意味合いを変える、**リフレーミング効果**（Chapter 3-06参照）もあります。
- 例として、過労やストレスで体調不良を繰り返している人の症状を「無意識のブレーキ」や「体のSOS」と言い換えるとどうなるでしょうか。
- 症状が"忌まわしい排除すべき存在"から、"自分を守ってくれるもの"、"耳を傾けて聞いてあげなければならないもの"という意味をもったものになります。
- 症状の受け止め方が変わると、症状に対するネガティブな解釈によって増幅されていたつらさが和らぎ、症状を「バロメーター」として付き合っていこうとか、なかには症状に感謝さえするようになるということもあるかもしれません。

どう実践するか

▶ Scene　耳鳴にとらわれて不安が強い女性

患者　耳鼻科で何度も検査を受けて異常はないと頭ではわかっているんですが、耳鳴りがあると「本当に大丈夫か、耳が聞こえなくなるんじゃないか」って不安になるんです

医療者　なるほど。大丈夫だろうとは思っているけど、どこかから本当は怖いぞと囁きかけてくるやつがいて、そいつに注意をもっていかれてしまう

患者　はい。忘れているときもあるんですが、一度気になるとずっと考えてしまって…

医療者　小学校の頃、余計なちょっかいをかけてくる子がクラスに一人はいましたよね

患者　…はい

医療者: そういう子、どうしたらいいと思います？ 嫌がって「やめて」って言うと喜んでもっといたずらをしてくるけど、無視してるとつまらなくなって手出ししなくなりますよね。教室から追い出すことはできないけど視野の片隅に放っておいて、自分は仲のよい友達と楽しい話をしていたら、そいつはいてもいなくても変わりないんじゃないでしょうか

患者: そうですね

■そして後日…

患者: まだ気にはなりますけど、どうせただのいたずらでほっといても害はないんだと思って友達と電話したりスマホゲームをしたりしてたら、これまでよりも早く忘れられるようになりました

メタファーは患者の認知や注意をコントロールする効果がありますが、これには良好な信頼関係が土台になります。また、個々の患者の体験や興味によって適切なメタファーは異なります。患者に関心をもって理解しようとすることで、メタファーを実臨床に活かしていただきたいと思います。

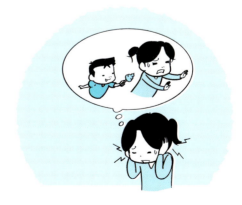

心理的ケアとしての身体診察

身体診察とは

- 身体診察は、診断における実用的な側面として、古くから医療者が継承し洗練させてきた技術です。
- 身体診察にはいわゆる「手当て」を通した心理的ケアの側面もあります。「手当て」とは、文字どおり**手を当てることで心身のつらさを和らげる**、古くから人々が用いてきた癒しの技術です。

■ 心理的ケアとしての身体診察

- 形態学的検査が中心の昨今だからこそ、身体診察を丁寧に行うことは効果的です。
- 丁寧な身体診察は患者の存在承認を満たす行為であり、言語を超越した**患者との相互作用を生み出すうえで効果的なコミュニケーション法**です。
- 身体の問題を大切に扱うことは、そのまま心理面を大切に扱うことでもあり、心理療法的な関わりが始まっているともいえるでしょう。

◆ 手当てとしての身体診察が有用な患者

- 多くの患者が、身体診察を心理的ケアやコミュニケーション法として肯定的に評価しています[1]。
- とくに身体的な問題の原因解決を求める患者にとって、丁寧な身体診察は**医療者が自身の訴えを受け止めてくれているという受容的行為**になります。
- 気持ちのつらさを身体のつらさと合わせて訴える患者が一定数いますが、直接的な心理面への関わりには抵抗を示す場合があります。そのため、気持ちのつらさを伝えることは医療者の邪魔になると考えている患者や、防衛機制 (Chapter 3-03 参照) が働くなかで気持ちのつらさに気づいていない患者も身体診察のよい適応になります。

◆ 手当てとしての身体診察が向いている医療者
- 身体科の医師、看護師、リハビリテーション専門職などは、言語よりも身体診察によるコミュニケーション法が強みだと思います。
- 患者が身体症状を訴えているなかで医療者には心理的なつらさが大きくみえる場合、言語的にどう対応したらよいかの判断が難しい医療者は、**身体的なつらさへの対応として身体診察を活用する**ことをお勧めします。
- 医療者には、これらの患者のつらさの訴え方の特徴を認識したうえで、身体診察による受容などの心理的ケアを行う能力が求められます。
- 医療者の身体診察は、患者の身体症状の訴えに応じて多くなり、心理的な訴えに応じて少なくなるという報告があり、注意が必要です[2]。

◆ 介入的な側面を含めた手当てとしての身体診察
- 手当ては「病気に対して処置を施すこと」の意味合いもあり、癒しとしての役割だけではなく介入的な側面もあります。
- 身体診察による**何らかの所見に着目する**こと自体が、患者への受容などを表す非言語的な手段となります。
- どんな病期の患者でも、昨日より今日、今日より明日と、少しでもよい変化があることを希望しています。肝機能が低下していても脈状はよいかもしれません。自律性が低下していても呼吸は落ち着いているかもしれません。それを伝えることは患者の生きる希望につながります。

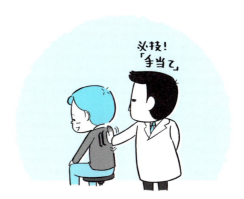

どう実践するか

 Scene　倦怠感のため日中ほぼベッド上で過ごす慢性心不全の外来患者

患者：（無表情で）しんどい…

医療者：薬を変えましょうか？ 在宅酸素を導入しますか？

患者：（無表情で）しんどい…

医療者：しんどいですよね…

患者：……（目線が合わず、取り付く島がない雰囲気で沈黙）

医療者：（触診や聴診など丁寧な身体診察を行った後で）しんどいですよね…

患者：（泣きながら）つらいんです。今までできていた当たり前のことができない…

「しんどい…」は心理的なつらさ、身体のつらさの両面を示唆しますが、当初、患者の意識下では身体のつらさとして表出していました。そのため、医療者の心理的なつらさへの対応としての言語による受容的態度には抵抗を示していました。医療者の身体のつらさに対する身体診察という受容的態度によって、患者の無意識下にあった心理的なつらさが表出しました。

[引用文献]
1) Kadakia KC, et al : Cancer patients' perceptions regarding the value of the physical examination : a survey study. Cancer. 2014;120:2215-21.
2) Salmon P, et al : Why do primary care physicians propose medical care to patients with medically unexplained symptoms? : a new method of sequence analysis to test theories of patient pressure. Psychosom Med. 2006;68:570-7.

自律訓練法

自律訓練法とは

- 自律訓練法は、患者が**一人で行うことができる**リラクセーション法であり、**手続きが非常に簡便**であることが特徴です。標準化された公式を理解したうえで適度なアレンジメントを行い、自らの身体感覚をよい状態に保つことができます。
- 自律訓練法 (autogenic training) は、不安症状はもちろん、緊張型頭痛や片頭痛、本態性高血圧症などの**身体症状などに有効**とされるメタ解析があり[1]、緊張感の改善やQOL向上といった臨床効果が期待できます[2]。
- ほかにも慢性疼痛や過敏性腸症候群患者を対象にしたランダム化比較試験においても治療効果が報告されています。

■ 自律訓練法の準備段階

- 自律訓練法に取り組むときはできるだけ**静かな環境**で、しばらく同じ姿勢を続けても疼痛や不快を感じない、**リラックスした姿勢**をとります(図1)。

■ 自律訓練法の実施段階

◆ 背景公式:「気持ちが落ち着いている」

- ゆっくりと閉眼し、こころの中で「**気持ちが落ち着いている**」と数回繰り返します。閉眼に抵抗がある場合は薄目を開けても構いません。また、実際に落ち着かなくても構いません。
- 一番リラックスしている瞬間をイメージすると「落ち着いている」という感覚を掴みやすくなるかもしれません。

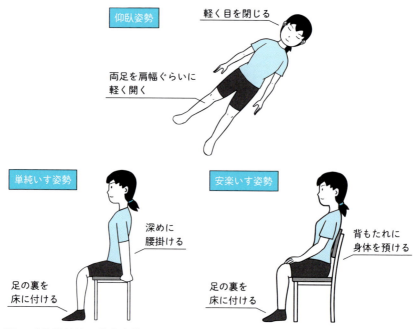

図1　自律訓練法の基本姿勢
仰臥姿勢：ベッドや布団に仰向けになった姿勢。
単純いす姿勢：背もたれのないいすにやや深めに腰掛け、両足を肩幅程度に開き、足の裏を床に付けます。
安楽いす姿勢：背もたれのあるいすに座り、背もたれに身体を預け、足の裏を床に付けます。

- 第1公式：重感練習「両手両足が重たい」
- 第2公式：温感練習「両手両足が温かい」
- 第3公式：心臓調整練習「心臓が自然に静かに規則正しく打っている」
- 第4公式：呼吸調整練習「自然に楽に息をしている」
- 第5公式：腹部温感練習「お腹が温かい」
- 第6公式：額部涼感練習「額が気持ちよく涼しい」
※実際は第2公式までで効果を実感する人が多いため、第3公式以降は必須ではありません。

◆ **第1公式：重感練習「両手両足が重たい」**

- 最初に利き腕に注意を向けます。そして「**右腕が重たい**」（左利きなら「左腕が重たい」）とこころの中で繰り返します。

- うっすらと重い感覚が掴めたらOKですが、感じ方は人それぞれです。軽い、浮いているといった実感でも構いません。

- 「いつもと少し違う」不快ではない感覚が生じたら成功です。数回繰り返しても何も感じないこともあります。その場合は利き腕ではない側に注意を向け、「**左腕（右腕）が重たい**」を繰り返しましょう。
- 最後は両腕に注意を向け、「**両腕が重たい**」を繰り返します。足も同じように「右足が重たい」から始めて「左足が重たい」、「**両足が重たい**」と積み重ねていきます。
- ある程度マスターできたら、「温感練習」へと進みます。

◆ 第2公式：温感練習「両腕両足が温かい」

- 重感練習と同様に、利き腕の「右腕が温かい」から練習を始めます。こころの中で公式を繰り返しながら、右腕の温もりに注意を向けてみましょう。このときもすぐに温かさを感じる必要はなく、「いつもと少し違う」不快ではない感覚が生じたら成功です。
- その後「左腕が温かい」、「両腕が温かい」、「右足が温かい」、「左足が温かい」、「両足が温かい」と順に練習していきます。
- 最後は「**気持ちが落ち着いている→両腕両足が重たい→両腕両足が温かい**」と繰り返しましょう。
- 重感練習によって緊張が緩むと、血行がよくなり、体温が上がります。サーモグラフィを使った研究では0.6～0.8℃の上昇を認めています[3]。温感練習に入った段階ではすでに四肢が温かくなっています。

Column

自律訓練法を実施するときのコツ

- 導入初期は医療者が公式を声に出して、一緒に行うことで継続率が上がります。
- 「早い段階から心身の変化を感じる人もいますが、そうでない人もいます。最終的によい効果を実感できる人は訓練を続けた人です。一般的に効果が出るのに1ヵ月くらいかかることもあるので、効果が出なくても毎日続けてみてください」というように説明すると、効果が実感できずにやめてしまうことの予防につながります。
- 公式は「～が重たくなる」、「～が温かくなる」のように変化を起こそうとする文言ではなく、体の変化が起こっても起こらなくてもただ「～が重たい」、「～が暖かい」と公式と唱え、身体の部位にぼんやりと意識を向けることが大切です（受動的注意集中）。

■ 消去動作

- 自律訓練法の練習中には少し眠っているようなリラックス状態となります。練習後にいきなり覚醒すると「頭が重い、身体がだるい、めまいが起きる」などの寝起きのような症状が生じます。
- そこで、**心身を「リラックス」から「元の状態」に切り替える**手続きが「消去動作」です。
- 消去動作の方法はさまざまですが、一番簡便な方法は、閉眼したまま両手を握る・開くを繰り返す、両腕の曲げ伸ばしを行う、背伸びをするといった動作です。これは練習を終えるたびに必ず実施してください。

どう実践するか

 Scene　60代男性、心不全既往

自宅で心臓の辺りの疼痛を訴え、何度も入退院を繰り返していましたが、異常は指摘されませんでした。心気的な訴えを機に介入依頼がありました。
疼痛に対する感覚が過敏になり、「心不全の悪化に違いない」と破局的思考（Chapter 2-02-AのColumn①参照）に至っていたため、自律訓練法を行い、身体感覚が不快ではない感覚を覚えると、破局的思考が低減しました。
不安時に自律訓練法を実施しながら、心身の弛緩とリラックスを得ることで症状が改善していきました。

［引用文献］
1) Stetter F, et al：Autogenic training：a meta-analysis of clinical outcome studies. Appl Psychophysiol Biofeedback. 2002;27:45-98.
2) Kohlert A, et al：Autogenic training for reducing chronic pain：a systematic review and meta-analysis of randomized controlled trials. Int J Behav Med. 2022;29:531-42.
3) 厚坊浩史ほか：高機能自閉症者に自律訓練法を適用した一例．自律訓練研 2005;25:52-8.

［参考文献］
- 松岡洋一, 松岡素子：自律訓練法, 改訂版, 日本評論社, 2009

漸進的筋弛緩法（PMR）

漸進的筋弛緩法（PMR）とは

- 漸進的筋弛緩法（progressive muscle relaxation：PMR）は、**筋肉の緊張と弛緩を繰り返し制御することで、リラックスした身体状態を学習するものです**[1]。
- 患者が自発的に身体を制御するため、対処可能感を得やすく、筋肉の弛緩による解放感を得られるため、動機づけも高まります。
- リラックスを得たい部位を中心に5〜10秒ほど60〜70％くらいで筋肉に力を入れた後、力をすとんと抜き、10〜20秒脱力します（図1）。これを1セットとし、リラクセーションが得られるまで繰り返します。

どう実践するか

 Scene 1　30代女性、事故後の疼痛

交通事故後、左上肢の冷感・重だるい疼痛が遷延し、家事や育児ができない状態でした。整形外科を受診するも器質的問題は認められませんでした。
頸部から肩にかけてPMRを実施したところ、早期に冷感が改善し、筋弛緩が得られました。その後、自宅でのPMRの実践に加えて、セルフケアへのモチベーションも向上しました。また、疼痛を和らげるための対処法が増えた結果、徐々に家事や育児を思うように行えるようになり、治療を終えました。

 Scene 2　60代男性、慢性心不全

患者は動作時に呼吸困難が生じることへの不安を抱え、それに伴う運動量低下により頸肩部の不快感を訴えていました。呼吸を用いたリラクセーション法は呼吸困難悪化のリスクがあること、頸肩部の筋緊張が同部位の不快感につながっていると考えられることから、肩・腕のPMRを導入し、リラクセーションを試みました。実施後、不快感の緩和が得られ、同時に不安の軽減も認められました。

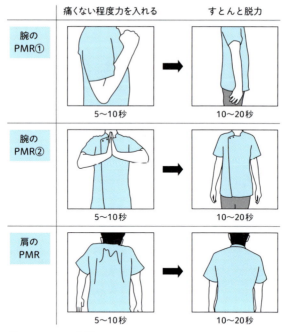

図1 PMRの実際

どのような対象に実施するか/避けたほうがよいか

- リラクセーションは不安や緊張を訴える患者に効果的なアプローチの一つです。ただし、リラクセーション法の多くは呼吸に焦点を当てるため、呼吸困難が悪化

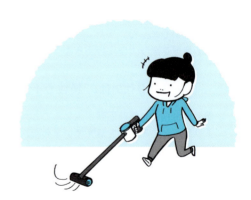

するリスクがある場合には選択が難しいことがあります。そのようなケースでは、症状部位から遠い部位でのPMRで効果がみられる場合があります。

- PMRは筋肉の緊張と脱力を意図的に繰り返すため、他のリラクセーション法と比較して筋負荷が大きい特徴があります。そのため、廃用が進行している患者に対しては、負担の程度を確認しながら慎重に実施するか、呼吸法などの別のリラクセーション法を選択します。

［引用文献］
1) Pelekasis P, et al：Palliat support care. 2017；15：465-73.

共鳴呼吸法

共鳴呼吸法とは

- 呼吸法が身体や心理面によいことは知っていても、実際に深呼吸や腹式呼吸を行ってもうまくいかなかったという経験はないでしょうか。
- 共鳴呼吸法は、自律神経の働きを反映する**心拍変動を最大とする呼吸回数（共鳴呼吸数）**で呼吸を行う方法です[1]。
- 血圧には約10秒周期の変動が存在し、意識的に呼吸周期を10秒程度に整えると、呼吸性不整脈（吸気で心拍が加速し、呼気で減速する現象）が血圧と共鳴するようになり、心拍変動が増大します（図1）[1]。
- 心拍変動の増大は、自律神経系における交感神経と副交感神経のバランスが整っている状態を示すと考えられています。
- セルフケアとして、**リラクセーション**、**睡眠の質の向上**といった効果が期待されています[2]。

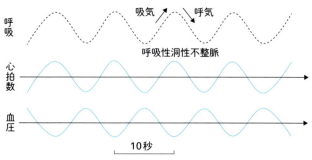

図1　10秒周期呼吸における心拍・血圧変動モデル

［文献1）より作成］

■ 共鳴呼吸法には個人差がある

- **共鳴呼吸数**は10秒ごと、すなわち6.0回/分とされていましたが（図1）、**個人差があること**がわかってきました。

- 共鳴呼吸数は4.0〜7.5回/分のなかで0.5回/分単位異なるだけで共鳴は生じなくなります。

- この個人差は身長や性別といった個人特性から生まれ、この違いが既存の呼吸法の効果が限定的であった理由の一つです。

■ 共鳴呼吸法の具体的な方法

- 以下の共鳴呼吸数推定式（回/分）により自身に合った共鳴呼吸数を決定します[3]。

  - **男性**：17.90−0.07×身長（cm）
  - **女性**：15.88−0.06×身長（cm）

  例：女性で身長154cmの場合、共鳴呼吸数は6.6回/分となるので、約9秒に1回の呼吸となります。

- なお、1回の呼吸では、**吸気と呼気の時間の比率が1：2もしくは3：7**となるようにします。

- 就寝前の5分以内の実施で、睡眠の質が高まることが報告されています。

どう実践するか

▶ Scene **倦怠感のため日中ほぼベッド上で過ごす慢性心不全の外来患者**

> 今までできていた当たり前のことができない…。トイレも一人で行けない… ─ 患者

医療者 ─ 訪問看護を入れましょうか？

> ……（沈黙）トレイも一人でいけないしイライラする… ─ 患者

医療者 ─ 安定剤を準備しましょうか？

> ……（沈黙） ─ 患者

医療者 ─ あなたに合った呼吸法があるんですけど、試してみますか？＜個別化医療＞

> できるかな…。でも、試してみようか。イライラしたときに試したらいい？ ─ 患者

医療者 ── まずはお風呂などで落ち着いているときに何度か試してみてください。「これをやったら落ち着いた」という体験を何度かすると、より効果的ですよ

当初、ADL低下に伴い自律性の喪失から生じる実存的なつらさを認めていました。そのため、訪問看護や安定剤といった他者によってコントロールされるものの提示には抵抗を示していました。

自己によるコントロール（セルフケア）で、自己に合った（個別化医療）呼吸法である共鳴呼吸法の提示に興味を示しました。

共鳴呼吸法は緊張時に導入するとうまく試せないことが多く、さらに脳がこれを試したことで緊張したと勘違いしてしまうことがあります（レスポンデント条件づけ）。そのため、非緊張時に導入することをお勧めします。

［引用文献］

1) Lehrer PM：Biofeedback training to increase heart rate variability. Principles and Practices of Stress Management, 4th ed, Lehrer PM, et al（eds）, Guilford Press, p264-247, 2021

2) Hasuo H, et al：Short-term efficacy of home-based heart rate variability biofeedback on sleep disturbance in patients with incurable cancer：a randomised open-label study. BMJ Support Palliat Care. 2023;13:190-8.

3) Hasuo H, et al：An estimation formula for resonance frequency using sex and height for healthy individuals and patients with incurable cancers. Appl Psychophysiol Biofeedback. 2023;49:125-32.

Chapter 3
12

不眠症の非薬物療法

不眠症の非薬物療法とは

- 不眠症とは、「寝つきがわるい」、「ぐっすり眠れない」といった夜間における自覚症状だけでなく、それによって**日中の生活に支障をきたした状態**のことです。
- 不眠症の治療と聞いて、多くの医療者は睡眠薬による薬物療法をイメージしますが、まずは**非薬物療法を優先する**ことが重要です。
- 数ある非薬物療法のなかでも、多くのエビデンスが蓄積されているのは認知行動療法です（Chapter 1-01参照）。ただし、専門家による複数回のセッションが必要となるため、日常臨床で行うことは難しいと考えられます。
- ここでは、実施可能性の高い「**睡眠衛生指導**」をとり上げ、その内容だけでなく効果的な伝え方について解説します。

■ 睡眠衛生指導の概要

- 睡眠衛生指導の具体的な内容として、以下があげられます。

  - 睡眠時間は人それぞれ。日中の眠気で困らなければ十分
    睡眠の長い人、短い人、季節でも変化、8時間にこだわらない
    歳をとると必要な睡眠時間は短くなる
  - 刺激物を避け、寝る前に自分なりのリラックス法を
    就寝前4時間のカフェイン摂取、就寝前1時間の喫煙は避ける
    軽い読書、音楽、ぬるめの入浴、香り、筋弛緩トレーニング
  - 眠くなってから布団に入る。就寝時間にこだわらない
    眠ろうとする意気込みが頭を冴えさせて、寝つきをわるくする
  - 毎朝同じ時刻に起床
    早寝早起きでなく、早起きが早寝に通じる
    日曜に遅くまで寝床で過ごすと、月曜の朝がつらくなる
  - 光の利用でよい睡眠
    目が覚めたら日光を取り入れ、体内時計をスイッチオン
    夜は明る過ぎない照明を

- **規則正しい三度の食事、運動習慣**
  朝食はこころと体の目覚めに重要、夜食はごく軽く
  運動習慣は熟睡を促進
- **昼寝をするなら15時前の30分**
  長い昼寝はかえってぼんやりのもと
  夕方以降の昼寝は夜の睡眠に悪影響
- **眠りが浅いときは積極的に遅寝・早起き**
  寝床で長く過ごしすぎると熟睡感が減る
- **睡眠中の激しいいびきや呼吸停止、脚のむずむず感は要注意**
  背景に睡眠の病気、専門治療が必要
- **十分眠っても日中眠気が強いときは専門医受診を**
  長時間眠っても日中の眠気で仕事・学業に支障がある場合は専門医に相談
  車の運転に注意
- **睡眠薬代わりの寝酒は不眠のもと**
  睡眠薬代わりの寝酒は深い睡眠を減らし、夜中や早朝に目覚める原因となる
- **睡眠薬は医師の指示で正しく使えば安全**
  依存性の少ない睡眠薬が登場
  アルコールとの併用をしない

睡眠衛生指導の効果的な伝え方

- 患者に不眠症を認めた場合、上記を順に説明しながら、普段の生活を一緒に振り返るのが理想的です。ただし、日常臨床では時間的な制約があるため、その実施はかなり難しいと思われます。

- そこで、まずは大半の人が誤解している「**眠くなってから布団に入る。就寝時間にこだわらない**」について**説明する**ことをお勧めします。

- 患者の多くは、「早く寝たい」と思うがあまり、眠くもないのに布団に入っていることがあります。そのような人にとって、この内容はまさに目から鱗であるため、睡眠衛生に興味・関心をもってもらうきっかけとなります。

- あとは、患者にパンフレットを渡し、ご自身で読んでもらいます。パンフレットは視覚情報が多いため、理解の助けになるだけでなく、何回も読み返せるといったメリットがあります。

- また、動画を活用するのもよいでしょう。YouTube にアップされている「睡眠でお困りのあなたへ〜岡大（おか・ひろし）さんの場合（睡眠のための12の指針）〜」（岡山大学病院精神科リエゾンチーム作成）は不眠症の患者向けにつくられた解説付きの動画です。ぜひ視聴を勧めてみてください。

どう実践するか

▶ Scene 入眠困難が続き外来で不眠を訴える間質性肺疾患の患者

患者：最近どうも寝つきがわるくて…。睡眠薬を出してもらえませんか？

医療者：確かに薬を飲むのも一つの方法ですが、まずは今の生活をご一緒に振り返ってみましょう。「睡眠衛生」って、聞いたことありますか？

患者：いいえ、どのようなものでしょうか？

医療者：よりよい睡眠をとるためには、たとえば「時間を決めずに、眠くなってから布団に入る」のがよいとされています

患者：てっきり、遅くならないうちに布団に入ったほうがよいと思っていました…

医療者：眠くもないのに布団に入ると、寝ようと意気込むことでかえって頭が冴えてしまい、ますます眠れなくなります。そして、脳は「布団に入っても、すぐには眠れないもの」という学習をしてしまうのです。大切なのは、時間を決めず、眠くなってから布団に入ること。つまり、「布団に入ってから寝つくまでの時間をなるべく短くする」のがポイントです

患者：全然知りませんでした！ほかにも、気をつけたほうがよいことってありますか？

医療者：このパンフレットにいろいろ書いてありますので、お渡ししておきましょう。あと、睡眠衛生についての短い動画もあるので、よければご覧になってください。もし気がつくことがあれば改めていただき、次回の外来でまたご相談しましょう

患者：わかりました

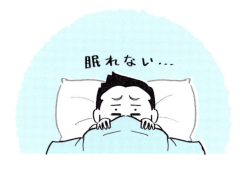

Chapter 3
13

ナラティブアプローチ

ナラティブアプローチとは

- ナラティブ（＝語りの、物語の）アプローチは1980年代に生まれたケア・カウンセリングの手法で、**患者あるいはクライアントの物語を傾聴し、対話するなかで、その人の適切な自己理解や変化を促す**ものです。

- 人は大きな苦難に陥ったとき、「あのときの選択は正しかったのか」と過去を振り返ったり、あるいは「自分の人生は何だったのか」と深く掘り下げ、否定的になることがあります。

- この物語としての人生をどう捉えるかは、自己価値や自己肯定感と強く結び付いています。とくに、病や死といった局面における**人生の振り返りを適切に導くことは、その人のストレングス（強み）を引き出す**ことにつながります。

- ナラティブな働きかけは、クライアント-治療者という関係性のなかで構造的に行う場合もありますが、ここではセラピーとしてではなく、より自然な形で行う"アプローチ"として紹介します。

■ どのように行うか

◆ Step 1：ドミナント（＝支配的）ストーリーを聴取する

- 自らの人生史というものは、自身が最も深く知っているからこそ、感情や主観が入り混じるものです。ドミナントストーリーは、自分のなかでいわば既成事実化した物語を指します。

- ナラティブアプローチでは、「（客観的）事実はこうであった」、「本質はこうである」という追求から入るのではなく、**まずはその人がどう捉えているかにしっかりと注目**します。

- 物語を聞く間、「そんなことはないですよ」と合いの手を入れたくなるかもしれませんが、そうすると自然な語りが止まってしまいます。**あくまで傾聴の姿勢で、**

ありのままのストーリーを引き出すことが重要です。

◆ Step 2：問題を外在化する

- 自身と一体化した物語を一度"世間によくある話"として取り出し、客観的に見えるようにします（**外在化**）。さらにその物語にタイトル（例：「失敗ばかりの上司」）を付けることで、より**一般化**することができます。

◆ Step 3：オルタナティブ（もう一つの）ストーリーに気づいてもらう

- この一般化した物語について対話するなかで、おそらくタイトルにそぐわないエピソードが出てくるでしょう（後述のScene参照）。そのエピソードへの注目を促すなかで、その物語が過度に悲観的なものでなかったかもしれないと気づき、物語があるべき形へと書き換えられるかもしれません。

■ いつ行うか

- ナラティブアプローチを行うタイミングはさまざまです。患者が苦難に陥ったときはもちろんですが、あるいは何かの拍子に気づきを得て、「そういえば…」や「私っていつも…」といった切り口から始まることもあるでしょう。
- この**タイミングをきちんと捉えられると、自然な語りを促す**ことになります。
- そのためには、こうした語りが医療者になされるような患者との関係性が築かれていることも重要でしょう。
- また、プライバシーの保たれた安心感のある場所・時間が確保されていること、つらい症状がある程度緩和されていることも重要です。

■ 注意すること

- 肯定的な物語に書き換えるという治療的な目的より、**あくまで自然な気づきが本人に起こることを意識する**とよいでしょう。
- もし、セラピーとして行う合意がなされていれば、「あなたがどんな人生を送ってこられたか教えていただけますか？」といった直接的なアプローチをすることもできます。

どう実践するか

▶ Scene 呼吸困難のため身の回りの援助が必要なCOPDの入院患者

患者：一人では何もできません。この間もトイレに一人で行こうとして、かえって看護師さんに迷惑をかけてしまった。私はいつもそうなんです…

医療者：情けなく感じてしまうのですね。それも"いつも"ということなのですね

患者：そうです。私はよかれと思ったことがいつも裏目に出て結局は人に迷惑をかけてしまうんです。仕事でもそう、部下の相談に乗ったときもうまくいかなかった

医療者：そうですか、うまくいかなかったのですね。部下の方ともぎくしゃくしてしまったのでしょうか？

患者：それが、とてもいいやつでしたから、また聞いてきましてね。僕なんか頼ってもしょうがないのに…

医療者が色字部分のように会話を導くことで、患者は「部下の信頼を失っていなかったかもしれない」ことに面接を通して気づくかもしれません。そうしたなかで、自身の物語がより望ましいものに"書き換えられる"可能性があります

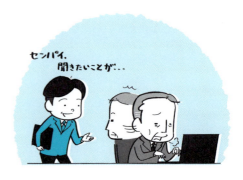

索引

欧文

ALS（筋萎縮性側索硬化症） 121
CAM（Confusion Assessment Method） 102
CBT-I（不眠症に対する認知行動療法） 64
CIWA-Ar（臨床アルコール離脱評価スケール改訂版） 113
CKD（慢性腎臓病） 94
CO_2 ナルコーシス 79
COPD（慢性閉塞性肺疾患） 70
CRAFT（Community Reinforcement And Family Training） 115
GRACE 14
HADS（Hospital Anxiety and Depression Scale） 74
HALT 114
Mini-Cog 64
MoCA（Montreal Cognitive Assessment） 64
nonmotor fluctuations 138
OARS 40
PACE 39
PHQ-9（Patient Health Questionnaire-9） 4, 73
PDQ-39日本版 144
PMR（漸進的筋弛緩法） 63, 74, 179
SCT（Sentence Completion Test：文章完成法） 127
SDM（共同意思決定） 103
SNRI（セロトニン・ノルアドレナリン再取り込み阻害薬） 128
SSRI（選択的セロトニン再取り込み阻害薬） 99, 128
TALKの原則 103
TLS（完全閉じ込め症候群） 123

和文

愛他主義［防衛機制］ 155
アセスメント 6
アパシー 137
アラノン（Al-Anon） 115
アルコール依存症 111
アルコール性肝疾患 109
アンヘドニア 137

維持トーク 39
一般化 85, 93
イネーブリング 111
胃瘻［ALS］ 124
インクワイアリー 15
運動障害［ALS］ 123
栄養障害［ALS］ 123
エンパワメント［PACE］ 39
エンパワメント・アプローチ 99
置き換え 154
オルタナティブストーリー 189
オレキシン受容体拮抗薬 80, 101

解決志向アプローチ 28
外在化 189
過剰適応 89
家族教室［アルコール性肝疾患］ 115
家族療法 21, 162
寡動［パーキンソン病］ 136
我慢［防衛機制］ 155
間質性肺疾患 86
完全閉じ込め症候群（TLS） 123
偽解決 22
聞き返し［OARS］ 40
希死念慮 103
機能分析 6
気分障害 137
気持ちの抑圧 88
共依存 111
共感 99, 149, 151
協働［PACE］ 39
共同意思決定（SDM） 103
共鳴 149, 151
共鳴呼吸法 182
筋萎縮性側索硬化症（ALS） 121
筋強剛［パーキンソン病］ 136
傾聴 99
系統的脱感作法 69
ケース・フォーミュレーション 6
幻覚 140
合理化 154
コーピング・クエスチョン 30

呼吸困難　73, 95
　　──に対する破局的思考　73
呼吸障害 [ALS]　124
呼吸瞑想　13
呼吸リハビリテーション　88
個別化医療　184
コミュニケーション　162
コンパッション　11, 39
コンプリメント　29

サイコネフロロジー　97
サバイバル・クエスチョン　30
酸素療法　72, 88
自己ネグレクト　63
支持　99
ジスキネジア　137
自責感　88
疾患受容　131
周期性四肢運動障害　100
受容 [PACE]　39
ジョイニング　162
昇華 [防衛機制]　155
衝動性障害　140
情動調節障害　131
自律訓練法　74, 175
腎移植　96
侵襲的人工呼吸療法　124
人生の最終段階における医療・ケアの決定プロセスに
　　関するガイドライン　65
腎性貧血　95
腎臓リハビリテーション　99
身体診察　172
腎代替療法　95
心的外傷　58
心拍変動　182
心不全　56
心理社会的な苦痛　59
睡眠衛生指導　80, 101, 185
睡眠障害　63, 100, 129, 140
スケーリング・クエスチョン　30
生活習慣改善　53
静止時振戦　137
精神・心理症状 [パーキンソン病]　137
是認 [OARS]　40
セルフケア [共鳴呼吸法]　182
セルフ・コンパッション　12

セロトニン・ノルアドレナリン再取り込み阻害薬（SNRI）
　　128
漸進的筋弛緩法（PMR）　63, 74, 179
選択的セロトニン再取り込み阻害薬（SSRI）　99, 128
せん妄　64, 101
喪失　61, 97

正したい反射　39
チェンジトーク　39
知性化　154
直面化　81
治療的自己　148
手当て　172
テスト・バッテリー　127
動機づけ面接　38
透析療法　96
逃避　154
ドパミンアゴニスト　139
ドミナントストーリー　188

ナラティブアプローチ　188
Ⅱ型呼吸不全　79
尿毒症 [CKD]　95
忍耐 [防衛機制]　155
認知機能障害　58, 142
認知機能低下 [ALS]　126
認知機能評価　64
認知行動療法　2, 74, 99
　　不眠症に対する──（CBT-I）　64
認知再構成法　74
認知的デフュージョン　19
ネフローゼ症候群　95
ノーマライゼーション　19

パーキンソン病　136
肺移植　88
パニック症　71
非侵襲的人工呼吸療法　124
否認　73, 111, 154
非薬物療法　185
比喩　169
病態仮説　158

索引

開かれた質問［OARS］　40
不安　62, 71, 88, 98, 128
腹式呼吸　85
浮腫［CKD］　95
不眠症　72, 185
ヘルスリテラシー　58
ベンゾジアゼピン受容体作動薬　76, 89
防衛機制　154
保証　99
保存的腎臓療法　95

マインドフルネス　11, 75
　　——呼吸エクササイズ　78
慢性疾患　47
慢性腎臓病（CKD）　94
慢性閉塞性肺疾患（COPD）　70
ミラクル・クエスチョン　30
むずむず脚症候群　100
無動［パーキンソン病］　136
瞑想　14
メタファー　169
メラトニン受容体作動薬　80, 101
妄想　140

問題解決の5段階プロセス　49
問題解決療法　47
問題志向　28

ユーモア［防衛機制］　155
ユング派心理療法　132
要約［OARS］　40
抑うつ　58, 62, 71, 98, 127
抑制［防衛機制］　155
予測・先取り［防衛機制］　155

離脱症状［アルコール性肝疾患］　112
リフレーミング　24, 166, 170
両価性　38, 114
リラクセーション法　175, 180
例外［解決志向アプローチ］　29
レジリエンス　62

枠組み［リフレーミング］　166

緩和ケアの現場で実践する 非がん患者のこころのケア入門

2025 年 4 月 30 日 　発行	編集者　松田能宣
	発行者　小立健太
	発行所　株式会社 南 江 堂
	〒113-8410 東京都文京区本郷三丁目42番6号
	☎ (出版)03-3811-7198 (営業)03-3811-7239
	ホームページ https://www.nankodo.co.jp/
	印刷・製本 永和印刷
	装丁 ワタナベイラストレーションズ

Care for Psychological Distress in Patients with Non-Malignant Diseases in Palliative Care
© Nankodo Co., Ltd., 2025

定価は表紙に表示してあります.　　　　　　　　　　Printed and Bound in Japan
落丁・乱丁の場合はお取り替えいたします.　　　　　ISBN978-4-524-21161-6
ご意見・お問い合わせはホームページまでお寄せください.

本書の無断複製を禁じます.

JCOPY 〈出版者著作権管理機構 委託出版物〉

本書の無断複製は,著作権法上での例外を除き禁じられています. 複製される場合は,そのつど事前に,
出版者著作権管理機構 (TEL 03-5244-5088, FAX 03-5244-5089, e-mail: info@jcopy.or.jp) の許諾を
得てください.

本書の複製 (複写, スキャン, デジタルデータ化等) を無許諾で行う行為は, 著作権法上での限られ
た例外 (「私的使用のための複製」等) を除き禁じられています. 大学, 病院, 企業等の内部において,
業務上使用する目的で上記の行為を行うことは私的使用には該当せず違法です. また私的使用であっ
ても, 代行業者等の第三者に依頼して上記の行為を行うことは違法です.